Wissenschaftliche Taschenbücher WTB

Chemie

Dieter Onken

Akademie-Verlag · Berlin

WTB Wissenschaftliche Taschenbücher

CHEMIE

Eine Auswahl lieferbarer Bände:

Rolf Borsdorf, Manfred Scholz †
Spektroskopische Methoden (IR, UV/VIS) in der organischen Chemie

Klaus Budde, Helmut Bulle, Helmut Rückauf
Stöchiometrie chemisch-technologischer Prozesse

Günter Eppert
Einführung in die Schnelle Flüssigchromatographie
(Hochdruckflüssigchromatographie)

Horst Kehlen, Frank Kuschel, Horst Sackmann
Grundlagen der chemischen Kinetik

Evgeni E. Nikitin, Lutz Zülicke
Theorie chemischer Elementarprozesse

Joachim Schuppen
Theorie und Meßmethoden der Konduktometrie
Anwendungen der Konduktometrie

Rudolf Taube
Homogene Katalyse

WTB

BAND 205

Dieter Onken

Antibiotika

Chemie und Anwendung

3., bearbeitete Auflage

Mit 63 Abbildungen und 3 Tabellen

AKADEMIE-VERLAG BERLIN

Reihe CHEMIE

Herausgegeben im Auftrage der Akademie der Wissenschaften der DDR

von:

Prof. Dr. Dr. h. c. mult. H. Klare, Berlin

Verfasser:

Dr. sc. nat. Dieter Onken

ISBN 3-05-500276-8
ISSN 0084-0971

1990
Erschienen im Akademie-Verlag Berlin,
Leipziger Straße 3—4, Berlin, DDR-1086

Lizenznummer: 202 · 100/482/90
Printed in the German Democratic Republic
Gesamtherstellung: VEB Druckhaus „Maxim Gorki“, 7400 Altenburg
Lektor: Gisela Güntherberg
LSV 1274, 2064
Bestellnummer: 7623651 (7205)

00800

Vorwort

1928 entdeckte der britische Bakteriologe Sir Alexander FLEMING, daß ein Stoffwechselprodukt des Schimmelpilzes *Penicillium notatum* Bakterienkulturen in ihrem Wachstum hemmt. Damit war der Grundstein für die Entwicklung der Antibiotika gelegt, einer Stoffklasse, die in der Therapie einer Vielzahl von Infektionskrankheiten unschätzbaren Wert besitzt. Der Umsatz an Antibiotika auf dem Weltmarkt wird gegenwärtig mit 15 Milliarden US-Dollar geschätzt, davon entfallen 30% auf Cephalosporine, 25% auf Penicilline, 17,5% auf Tetracycline, 12,5% auf Makrolide, 12,5% auf Aminoglykoside und 2,5% auf sonstige Antibiotika. Hinter diesen Umsatzzahlen verbergen sich 25000 t Antibiotika, davon 17000 t Penicilline und 1200 t Tetracycline. 1990 wird sich der Markt auf 18 Milliarden US-Dollar erweitern, wobei sich die in jüngster Zeit profilierende Gruppe der Chinolone oder Gyrasehemmer einen Anteil von 6% haben wird.

Zahlreiche Forschergruppen beschäftigen sich seit Jahrzehnten mit der Entwicklung und Weiterentwicklung dieser wichtigen Verbindungen, die in ihren chemischen Strukturen zum großen Teil stark voneinander abweichen. Mikrobiologen, Chemiker und Technologen entwickeln Verfahren zu ihrer Herstellung, Pharmakologen und Kliniker prüfen ihre antibakterielle Wirkung, ihre pharmakokinetischen und therapeutischen Eigenschaften, und Galeniker überführen die Wirkstoffe in anwendungsgerechte Arzneifertigwaren. Somit beweist sich auch bei der Entwicklung der Antibiotika der interdisziplinäre Charakter der Arzneimittelforschung.

Das vorliegende Taschenbuch kann die in der Fachliteratur vorhandene Fülle von Untersuchungsergebnissen der Antibiotikaforschung und -anwendung nur in stark verdichteter Form wiedergeben. Im zur Verfügung stehenden begrenzten Umfang wird daher nur auf die wesentlichen in die Praxis eingeführten Antibiotika eingegangen. Neue, noch in Entwicklung befindliche

Antibiotika sind im Text erwähnt, aber nicht ausführlich beschrieben worden.

Für den praktizierenden Arzt gibt es eine Anzahl umfassender Monographien, die die für die Anwendung der Antibiotika notwendigen Hinweise geben und durch kein Taschenbuch ersetzt werden können.

Es wird hier der Versuch unternommen, dem an der Arzneimittelentwicklung und -produktion interessierten Naturwissenschaftler und Arzt die Stoffklasse der Antibiotika hinsichtlich ihrer Chemie und Anwendung vorzustellen. Dabei wird das bis Dezember 1987 zugängliche internationale Schrifttum berücksichtigt.

Ich danke dem Akademie-Verlag für das verständnisvolle Eingehen auf meine Wünsche und die sorgfältige Drucklegung.

Dieter Onken

Inhalt

Einleitung

Die Bezeichnung Antibiotika wurde von WAKSMAN für solche Stoffe geprägt, die von Mikroorganismen erzeugt werden und selbst in starker Verdünnung das Wachstum oder das Leben anderer Mikrobenarten verhindern. Antibiotika gehören zu den Chemotherapeutika; es sind Arzneimittel, die ohne Schädigung des Wirtsorganismus zur Behandlung bakterieller Infektionen und Infektionskrankheiten, Protozoenkrankheiten, Viruserkrankungen, Mykosen und Tumorzellen eingesetzt werden. Im Gegensatz zur Therapie mit anderen Arzneimitteln (z. B. Analgetika, Psychopharmaka, Hormonen) sind bei der Therapie mit Antibiotika drei sich gegenseitig beeinflussende Faktoren zu beachten:

- Der Makroorganismus (Mensch oder Nutztier) mit seinen vielfältigen Erscheinungen,
- der Mikroorganismus (Krankheitserreger) und
- das Antibiotikum, das durch seine Wirkungsweise, seine Pharmakokinetik und durch sein Wirkungsspektrum charakterisiert ist.

Die Entwicklung der Antibiotika begann 1940, als FLOREY, CHAIN und Mitarbeiter erkannten, daß das 1928 von FLEMING entdeckte Penicillin mit gutem Erfolg in der Therapie eingesetzt werden kann. Die auf diesem Befund aufbauenden umfangreichen Forschungs- und Entwicklungsarbeiten führten zur Entdeckung einer Reihe weiterer Antibiotika mit unterschiedlichen Strukturen und Eigenschaften.

Seit 1960 erschien eine Vielzahl *halbsynthetischer* Antibiotika auf dem Arzneimittelmarkt. Diese Antibiotika werden durch chemische Umwandlungen an der Peripherie fermentativ zugänglicher Grundmoleküle hergestellt. Dazu gehören beispielsweise halbsynthetische Penicilline und Cephalosporine, Rifampicin und eine Reihe anderer Umwandlungsprodukte biosynthetisch hergestellter Grundkörper.

Die Antibiotika wurden nahezu 20 Jahre in der medizinischen Praxis angewandt, ohne daß ihr Wirkungsmechanismus im Detail bekannt war und bei der Anwendung berücksichtigt werden konnte. Diese Unkenntnis der biologischen Vorgänge im Makro- und Mikroorganismus führte schließlich zu Mißerfolgen in der Therapie, die u. a. auf das weltweite Entstehen mehrfachresistenter Bakterienstämme zurückzuführen sind. Eine große Anzahl solcher Stämme ist sogar in der Lage, ihre Resistenz auf andere Bakterien zu übertragen.

Unter Resistenz ist das Auftreten von Keimen zu verstehen, die gegenüber dem eingesetzten Antibiotikum widerstandsfähig sind. Es wird dabei zwischen einer natürlichen (beruht auf einer stets vorhandenen, genetisch bedingten Unempfindlichkeit), einer primären (ein Teil von Bakterienstämmen einer Art ist resistent, ein anderer Teil empfindlich) und einer sekundären (entsteht während der Therapie durch Auftreten resistenter Erreger) Resistenz unterschieden. Ursachen für das Auftreten einer Resistenz sind z. B. die schnelle Inaktivierung des eingesetzten Antibiotikums durch enzymatischen Abbau, spezielle Stoffwechselveränderungen oder die Hemmung der Penetration. Parallelresistenz (früher als Kreuzresistenz bezeichnet) tritt auf, wenn die Resistenzentwicklung gegenüber einem bestimmten Antibiotikum gleichzeitig zur Resistenz gegenüber einem anderen Antibiotikum führt. Diese Erscheinung ist in der Regel innerhalb einer Antibiotikagruppe mit gleichen oder ähnlichen Strukturelementen verbreitet, sie kann sich aber auch über mehrere Antibiotikagruppen hinweg erstrecken.

Die Aufgabe für die Forschung und Entwicklung besteht nunmehr darin, die Eigenschaften bereits bekannter Antibiotika zu verändern und ihre Strukturen so abzuwandeln, daß sie auch gegenüber resistenten Erregern wieder wirksam werden.

Das klassische Beispiel für die Aufklärung des Resistenzmechanismus bieten das Penicillin und solche Antibiotika, die ebenso wie das Penicillin in ihrem Molekül einen β-Lactamring besitzen. So wurde gefunden, daß resistente Stämme des Eitererregers *Staphylococcus aureus* das Penicillinmolekül mit Hilfe des Enzyms *Penicillinase* durch hydrolytische Spaltung zerstören (Abb. 1). Das bei dieser Hydrolyse entstehende Penicillinsäurederivat ist gegenüber diesen Keimen dann wirkungslos. Somit ist ein *Penicillinase* bildender Stamm des *Staphylococcus aureus* gegenüber Penicillin resistent.

In mehr als zehn Jahren ist es durch Veränderungen der Molekülstruktur des Penicillins gelungen, halbsynthetische Penicilline zu entwickeln, die von den Bakterien zunächst nicht angegriffen werden. Dazu gehören solche wichtigen, seit mehreren Jahren in die Praxis eingeführten Antibiotika wie Ampicillin, Cloxacillin und Carbenicillin.

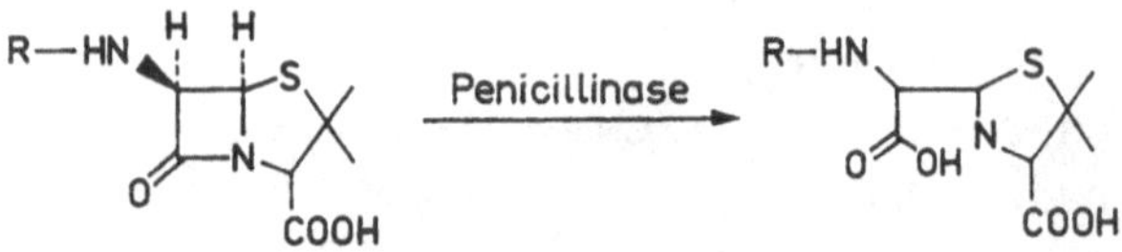

Abb. 1. Spaltung des β-Lactamringes durch Penicillinase

Auch die Cephalosporine, eine den Penicillinen strukturell sehr ähnliche Stoffklasse, verdanken der gegenüber Penicillin vermehrt auftretenden Resistenz ihre schnelle Entwicklung (Abb. 2).

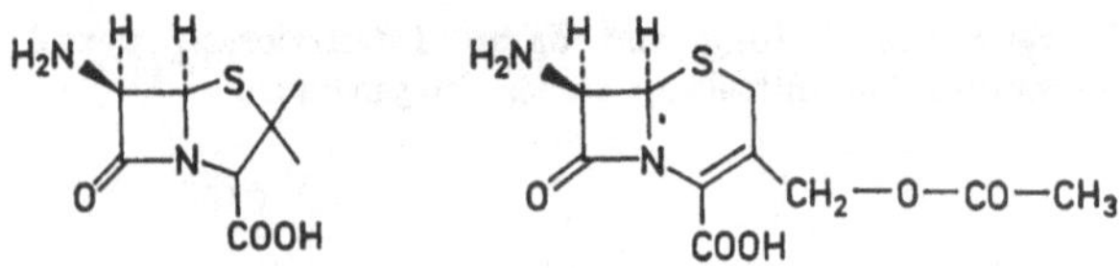

Abb. 2. Gegenüberstellung des Penicillin- und des Cephalosporinkerns

Neben Enzymsystemen, die die Antibiotika durch hydrolytische Spaltung entaktivieren, gibt es auch acetylierende Enzyme. So wird beispielsweise das Antibiotikum Chloramphenicol durch stufenweise Einführung von zwei Acetylgruppen in das Molekül völlig unwirksam (Abb. 3). Darüber hinaus gibt es auch Enzymsysteme, die mit Hilfe von Phosphat- oder Adenylgruppen Antibiotika entaktivieren. Diese Erscheinungen wurden bei solchen bekannten Antibiotika wie Streptomycin, Neomycin oder Kanamycin beobachtet.

Auf diese Weise besteht zwischen den Erregern und ihrer gegenüber bestimmten Antibiotika zunehmenden Resistenz einerseits und dem Ideenreichtum der Wissenschaftler bei der Entwicklung neuer wirksamer Strukturen andererseits ein ständiger Wettbewerb, der zur Einführung stets neuer origineller Antibiotika in die ärztliche Praxis führt.

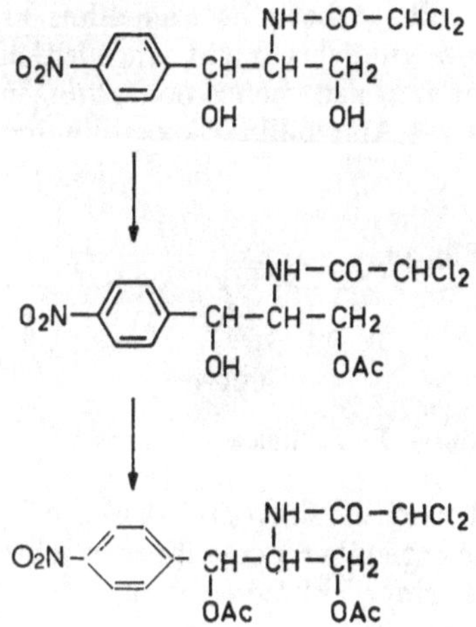

Chloramphenicol

Chloramphenicol-monoacetat

Chloramenicol-diacetat

Abb. 3. Stufenweise Acetylierung und damit Inaktivierung des Antibiotikums Chloramphenicol mittels spezieller Enzymsysteme

1. Einteilung der Antibiotika

Die Antibiotika können nach verschiedenen Aspekten in einzelne Gruppen eingeteilt werden, und zwar entweder nach Stoffklassen — hier spielt die chemische Struktur die entscheidende Rolle — oder nach ihrem Wirkungsspektrum. Beide Möglichkeiten haben sich in der Praxis bewährt und sollen deshalb hier vorgestellt werden.

Einteilung nach Stoffklassen:

β-Lactam-Antibiotika
- Penicilline
- Cephalosporine

Tetracycline
Aminoglykoside
Makrolide
Polypeptide
Chloramphenicol
Weitere Stoffklassen

Die wesentlichen Strukturtypen sind in Abb. 4 zusammengestellt.

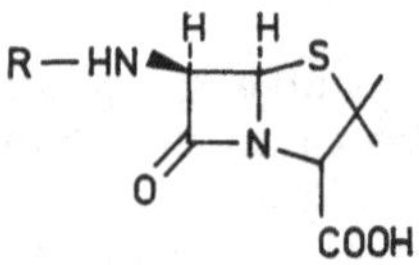

Penicillin - Typ

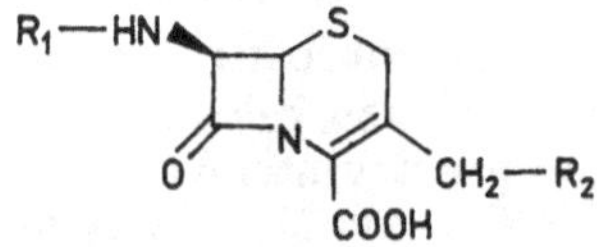

Cephalosporin-Typ

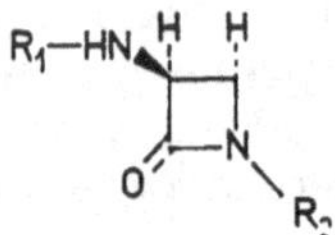

Monobactam

β-Lactamantibiotika

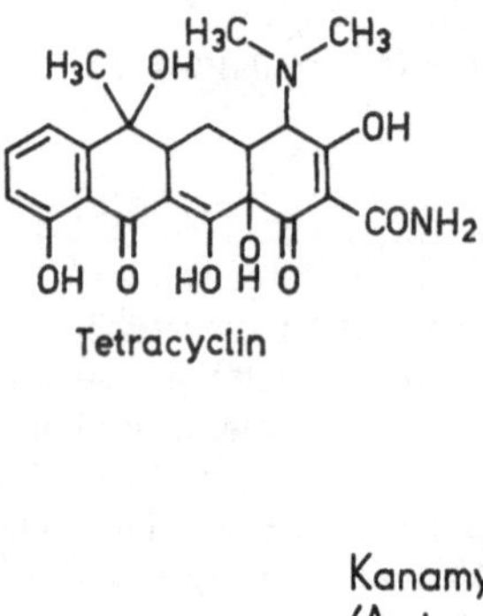

Tetracyclin

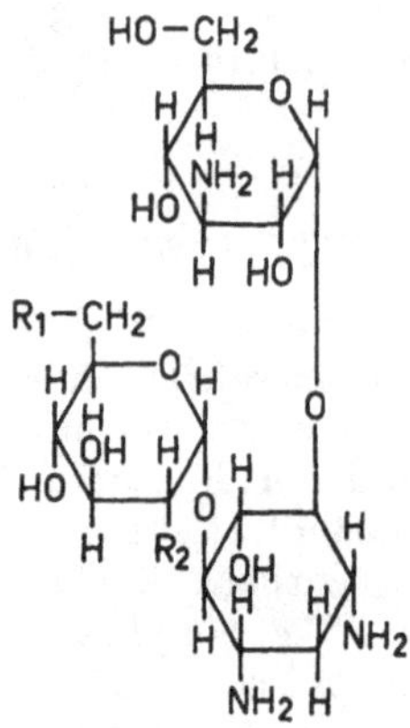

Kanamycin-Typ (Aminoglykosid-Antibiotikum)

Abb. 4. Ausgewählte Strukturtypen spezieller Antibiotika

Einteilung nach dem Wirkungsspektrum:

1. Gruppe: Antibiotika mit einer Wirkung gegenüber grampositiven Bakterien[1]). Hierzu gehört als wichtigstes Antibiotikum das Penicillin, ferner Erythromycin und Lincomycin.
2. Gruppe: Antibiotika mit einer Wirkung gegenüber gramnegativen Bakterien[1]). Hierzu gehören die Polymyxine.
3. Gruppe: Breitspektrum-Antibiotika. Das sind solche Wirkstoffe, die sowohl grampositive als auch gramnegative Erreger treffen. In erster Linie sind Chloramphenicol und die Tetracycline in diese Gruppe einzuordnen. Darüber hinaus gehören auch Ampicillin und die Cephalosporine in diese Gruppe.
4. Gruppe: Antimykotika. Hierzu zählen Antibiotika, die vorzugsweise gegen bestimmte Pilzerkrankungen eingesetzt werden, wie z. B. Griseofulvin.
5. Gruppe: Antibiotika mit einer Antitumor-Wirksamkeit.

Auch eine Einteilung nach dem Wirkprinzip (bakteriostatisch oder bakterizid) wird von einigen Autoren angewandt.

Die Gliederung des vorliegenden Taschenbuches richtet sich im wesentlichen nach der zuerst genannten Einteilung, d. h. ihr liegt der strukturelle Aufbau der Antibiotika als ordnendes Prinzip zugrunde.

2. Wirkungsmechanismus

Um die antibakterielle Wirkung der Antibiotika verstehen zu können, ist es notwendig, ihren Wirkungsmechanismus, der bei einer Vielzahl wichtiger Antibiotika bekannt ist, kennenzulernen:

Die Zellwand der Bakterien besteht aus einer Mureinschicht sowie einer Lipoprotein- und einer Lipopolysaccharidschicht. Die Mureinschicht enthält Aminozucker, N-Acetylglucosamin und Muraminsäure. Die β-glykosidisch zu Polysaccharidketten verknüpften Aminozucker umgeben ringförmig die Bakterienzelle. Untereinander sind die einzelnen Ringe über Oligopeptidketten verbunden. Die Mureinschicht umgibt die Bakterienzelle bei

---

[1]) Bei einer nach dem dänischen Pharmakologen und Pathologen GRAM benannten Technik lassen sich Bakterien unterschiedlich anfärben. Dieses Prinzip beruht darauf, daß sich der aus Carbolgentianaviolett und Kaliumiodid gebildete dunkelblaue Gramfarbstoff an bestimmte Lipoproteide der Bakterien bindet. Die sog. grampositiven Bakterien sind nach der Behandlung blau und die gramnegativen Bakterien rot gefärbt.

gramnegativen Erregern als eindimensionales und bei grampositiven Erregern als dreidimensionales Makromolekül. Ab- und aufbauende Enzyme regeln durch ein fein abgestimmtes Verhältnis das Wachstum der Bakterienzellwand.

Bestimmte Antibiotika stören nunmehr die aufbauenden Enzyme in ihrer Funktion und beeinträchtigen die abbauenden Enzyme nicht. Unter dem Einfluß von Penicillinen und Cephalosporinen kommt es z. B. zu einer Hemmung des Aufbaus der Mureinschicht und somit zu einer Hemmung des Aufbaus der Bakterienzellwand. Die Wand osmotisch empfindlicher Zellen dehnt sich im hypotonen Milieu, die Zellmembran wird permeabel, und es tritt letztlich Lysis auf. In einem hypertonen Milieu entstehen zellwandlose Bakterien — als Persisterformen bezeichnet —, die gegebenenfalls die Einwirkung der Antibiotika überleben.

Chloramphenicol und die Antibiotika der Tetracyclin- und Aminoglykosidreihe greifen in die Proteinbiosynthese der Bakterien ein und stören die Funktion der Ribosomen. Aminoglykosidantibiotika beeinflussen darüber hinaus den genetischen Code der Mikroorganismen. Es kommt zu Fehlsteuerungen der Nucleotidsequenz der mRNS[1]) und in der Folge zur Bildung funktionsloser „Nonsense"-Proteine. Die Actinomycine schieben sich in die Doppelhelix der DNS[2]) ein und blockieren somit die Bildung von RNS auch bei menschlichen Zellen. Actinomycine können deshalb auch als Zytostatika eingesetzt werden. Rifamycine und ihre Derivate blockieren die DNS-abhängige RNS-Polymerase der Bakterien. Somit wird es möglich, die Nucleotidsequenz der DNS in die Nucleotidsequenz der mRNS zu übertragen. Diese Antibiotika unterbrechen also den als Transskription bezeichneten Vorgang.

Zusammenfassend kann gesagt werden, daß die Wirksamkeit der Antibiotika entweder auf einer Hemmung der Bakterienzellwandsynthese, einer Schädigung der Zytoplasmenmembran oder einer Störung des Stoffwechsels beruht. Diese Kenntnisse sind bei der therapeutischen Anwendung von Antibiotika-Kombinationen zu beachten, auf die allerdings nicht eingegangen werden kann. Ergänzend ist zu bemerken, daß der Wirkungsmechanismus vieler Antibiotika bis zum heutigen Tage noch nicht endgültig aufgeklärt ist.

---

[1]) mRNS = messenger RNS = „Botschafter"Ribonucleinsäure. Ribonucleinsäure, die als Matrize zur Proteinsynthese dient.

[2]) DNS = Desoxyribonucleinsäure.

3. Pharmakokinetik

Die Pharmakokinetik untersucht die Vorgänge, die im menschlichen oder tierischen Organismus zwischen Applikation und Ausscheidung eines Arzneimittels ablaufen. Dazu gehören solche wichtigen Parameter wie Resorption, Verteilung im Organismus, Blutspiegelverlauf, Gewebediffusion, Eiweißbindung, Kumulation, Metabolisierung und Ausscheidung. Von der Kenntnis der Pharmakokinetik hängt in hohem Maße der Erfolg der antibakteriellen Therapie ab. Der Infektionsherd muß von wirksamen Konzentrationen des Antibiotikums in aktiver Form erreicht werden, und diese müssen über einen genügend langen Zeitraum erhalten bleiben.

Resorptionsrate und -geschwindigkeit sind sowohl bei der oralen als auch parenteralen Applikation von Bedeutung. Sie beeinflussen den Blutspiegelverlauf und sind bei den einzelnen Antibiotika unterschiedlich. Höhe und Dauer der Blutspiegel sind für die Wirkung von entscheidender Bedeutung und u. a. auch von der galenischen Verarbeitung des jeweiligen Antibiotikums abhängig.

Bei solchen Antibiotika, die vorwiegend eine bakteriostatische, d. h. die Vermehrung der Erreger hemmende Wirkung besitzen, kommt es auf möglichst gleichbleibende Spiegel an, die die minimale Hemmkonzentration (MHK) der Erreger erreichen oder besser diese überschreiten. Auch bei bakterizid wirkenden, d. h. die Erreger abtötenden Antibiotika sind Höhe und Dauer der Blutspiegel von großer Bedeutung.

Für die Wirkung der Antibiotika muß ferner die Serumeiweißbindung beachtet werden, da nur der freie, ungebundene Anteil des Antibiotikums antibakteriell wirksam werden kann. Die klinische Bedeutung dieser Eiweißbindung ist bis zum gegenwärtigen Zeitpunkt noch nicht völlig geklärt.

Weiterhin spielt in der Therapie die Gewebediffusion der Antibiotika eine große Rolle, da erst das Eintreffen der Antibiotika am erkrankten Organ zum gewünschten Erfolg führen kann. Es gibt Antibiotika mit einem hohen Diffusionsvermögen, aber auch solche, deren Gewebegängigkeit sehr gering ist. In diesem Zusammenhang muß weiter berücksichtigt werden, daß im erkrankten Organismus die Gewebediffusion von dem des gesunden mitunter erheblich abweichen kann. In einigen Fällen wird eine Speicherung der Antibiotika im Gewebe beschrieben (Tetracycline werden auf

Grund ihrer Eigenschaft Chelate zu bilden, an das Calcium der Knochen und Zähne gebunden).

Alle Antibiotika werden ebenso wie andere Arzneimittel in unterschiedlichem Ausmaß und in voneinander stark abweichender Zeit metabolisiert. In den meisten Fällen sind die entstehenden Abbauprodukte antibakteriell nicht wirksam. Im Zusammenhang mit der metabolisch bedingten Inaktivierung können stärker toxische oder auch völlig entgiftete Stoffe entstehen. Die Ausscheidung der meisten Antibiotika erfolgt durch die Nieren. Wenige Antibiotika, wie z. B. Rifampicin, werden durch die Galle und den Stuhl eliminiert. Die Geschwindigkeit der Elimination wird durch die Halbwertszeit des jeweiligen Antibiotikums im Blut angegeben. Die Halbwertszeit ist die Zeit, in der die Konzentration des Antibiotikums nach Einstellung des Diffusionsgleichgewichtes auf die Hälfte der ursprünglichen Konzentration abgesunken ist.

4. Grundlagen der Antibiotikatherapie

Beim Einsatz von Antibiotika in der Therapie sind vom Arzt einige allgemeingültige Aspekte zu beachten, die in den folgenden Abschnitten zusammengestellt sind. Dazu gehören u. a. Kenntnisse über das Wirkungsspektrum, die Resistenz und Persistenz, den Hospitalismus und die Nebenwirkungen der Antibiotika.

4.1. Wirkungsspektrum

Als Wirkungsspektrum wird die antimikrobielle Wirkungsbreite des entsprechenden Antibiotikums gegen verschiedene Erreger bezeichnet. Es gibt eine grobe Übersicht, welche Keimarten beeinflußt werden. Da die Resistenzlage (siehe Abschn. 4.2.) einzelner Keime bzw. Stämme beträchtlich variieren kann, ist der positive Aussagewert des Wirkungsspektrums begrenzt. Wichtiger ist die negative Information, d. h. welches Antibiotikum bei welchem Erreger auf Grund dessen natürlicher Resistenz mit Sicherheit keine Wirkung zeigt.

Das exakte Vorgehen beim Aufstellen einer klinischen und bakteriologischen Diagnose, auf deren Grundlage die Wahl des richtigen Antibiotikums zu erfolgen hat, kann einschlägigen Fachbüchern entnommen werden. Wenn bei bestimmten Infektionskrankheiten mehrere Erreger in Betracht kommen, ist ein

Antibiogramm erforderlich. Erst nach dessen Auswertung ist eine Entscheidung möglich.

Falls aus bestimmten Gründen keine bakteriologische Kontrolle durchgeführt werden kann, wird in der Regel die Behandlung auf der Grundlage des wahrscheinlichsten Erregers durchgeführt bzw. begonnen. In Notfallsituationen wird der Arzt zu einem Breitspektrum-Antibiotikum greifen.

4.2. Resistenz und Persistenz

Krankheitserreger sind dann resistent, wenn sie den Effekt eines Antibiotikums mit Hilfe unterschiedlicher Möglichkeiten zunichte machen und sich trotz einer am Wirkungsort vorhandenen normalerweise zur Abtötung der Erreger ausreichenden Konzentration noch vermehren.

Es wird zwischen einer natürlichen (primären) und einer erworbenen (sekundären) Resistenz unterschieden. Wenn alle Stämme einer Erregerspezies gegenüber einem Antibiotikum resistent sind, handelt es sich um eine primäre Resistenz. Erwirbt ein Mikroorganismus, der zunächst gegenüber dem entsprechenden Antibiotikum empfindlich war, Resistenzeigenschaften, so ist es eine sekundäre Resistenz.

Über eine primäre Resistenz verfügen Erregerarten, wenn sie eine genetisch fixierte, arteigene Unempfindlichkeit gegenüber einem Antibiotikum oder einer ganzen Gruppe aufweisen. Im letzteren Fall wird auch von einer Parallelresistenz (früher als Kreuzresistenz bezeichnet) gesprochen. Eine Parallelresistenz entwickelt sich gegenüber Substanzen, die in der Regel untereinander chemisch sehr ähnlich sind oder einen gleichen Wirkungsmechanismus haben.

Die sekundäre, chromosomal abhängige Resistenz ist eine nicht vermeidbare biologische Erscheinung, die den lebenden Organismen gestattet, sich durch Verlust oder Erwerb von Eigenschaften bestimmten Angriffen von außen anzupassen.

Es sind Resistenzen bekannt, die bereits nach ein- bis zweimaligem Kontakt mit dem einwirkenden Antibiotikum auftreten (Einschrittmuster oder one-step-mutation, wie z. B. beim Streptomycin), oder die Resistenzentwicklung erfolgt langsam und stufenweise (Vielschrittmuster bzw. multi-step-mutation, wie z. B. beim Penicillin).

Die infektiöse Resistenz wurde zum größten Problem in der Antibiotikatherapie. Anläßlich einer Ruhrepidemie in Japan konnte diese Erscheinung entdeckt und seit dieser Zeit in der ganzen Welt nachgewiesen werden. Sie besteht in einer Übertragung extrachromosomal lokalisierter Resistenzgene auf ursprünglich empfindliche Keime, die somit dem Antibiotikaeinfluß entzogen sind.

Der Verbrauch von Antibiotika in der Landwirtschaft als Medizinalfuttermittel oder zu wachstumsfördernden Zwecken hat zu einem hohen Selektionsdruck zugunsten dieser R-Faktoren geführt. Als R-Faktoren werden die außerhalb und unabhängig vom Chromosom im Zytoplasma der Bakterienzelle lokalisierten Gene bezeichnet, die die Antibiotika-Resistenz kodieren. Besonders die häufig auftretenden Staphylokokken und spezielle gramnegative Erreger sind von diesem Gen-Transfer betroffen.

Unter Persistenz wird die Eigenschaft von Krankheitserregern verstanden, sich der Wirkung von Antibiotika zu entziehen, ohne resistent zu werden. Die in der Praxis bedeutendste Art ist die Entstehung von Bakterienvarianten (Protoplasten, Sphäroplasten, L-Formen) unter dem Einfluß von zellwandwirksamen Antibiotika (Penicillinen, Cephalosporinen). Nach völligem Verlust der Zellwand können die Erreger im hypertonen Milieu nicht mehr von einem Antibiotikum angegriffen werden. Sie überleben in dieser Form, können nach Absetzen des Antibiotikums zu ihren Mutterzellen revertieren und einen Wiederausbruch des Krankheitsprozesses einleiten.

Unter Berücksichtigung der vorstehenden Aspekte über Resistenz und Persistenz ist es notwendig, vor einer beabsichtigten Antibiotika-Therapie exakte Resistenzbestimmungen mit Hilfe eines Antibiogramms durchzuführen. Leider ist es bis heute nicht gelungen, einheitliche Richtlinien für die Standardisierung solcher Testmethoden in Kraft zu setzen.

Um eine weitere Entwicklung der Resistenzerscheinungen zu verzögern bzw. einzudämmen, sind weltweit Bestrebungen eingeleitet worden, um eine strikte Trennung des Antibiotikaeinsatzes in der Humanmedizin, Veterinärmedizin und als Ergotropika zu gewährleisten. In einigen Ländern bestehen bereits Verbote für die Anwendung von Antibiotika als Futterzusatzstoffe, wenn die gleichen Verbindungen zur Anwendung als Arzneimittel vorgesehen sind. Das betrifft beispielsweise das bekannte Arzneimittel und Ergotropikum Oxytetracyclin.

4.3. *Hospitalismus*

In Krankenhäusern, Kliniken und anderen großen Einrichtungen besteht durch häufigen Antibiotikaeinsatz ein Selektionsdruck zugunsten der resistenten Erreger. Diese Erscheinung, die durch Überwuchern resistenter Keime zustande kommt, z. B. nach Störung des biologischen Gleichgewichtes in der physiologischen Darmflora, wird unter dem Begriff Hospitalismus zusammengefaßt.

Zunächst waren die penicillinasebildenden Staphylokokken-Stämme dafür verantwortlich. Mit zunehmendem Einsatz der penicillinasefesten Penicilline haben sie an Bedeutung verloren.

Gegenwärtig gewinnt der gramnegative Erreger *Pseudomonas aeruginosa* an Bedeutung. Dieser Erreger kann sich im geschwächten Organismus, z. B. nach großen chirurgischen Eingriffen oder allgemein geschwächter Abwehrlage des Patienten, durchsetzen. Gegen viele Antibiotika ist dieser Keim primär und gegen einige sekundär resistent. Das Mittel der Wahl scheinen hier gegenwärtig Aminoglykosid-Antibiotika zu sein, da gegenüber Carbenicillin, das mit gutem Erfolg eingesetzt wurde, bereits Resistenzerscheinungen bemerkt worden sind.

4.4. *Nebenwirkungen*

Jede antibiotische Therapie ist ein Kompromiß zwischen dem erhofften Behandlungseffekt und dem Risiko möglicher Nebenwirkungen. Dieser Sachverhalt ist aber generell jeder medikamentösen Therapie eigen und nicht nur bei einem Einsatz von Antibiotika zu erwarten.

Beispielsweise kann ein längerer Einsatz von Chloramphenicol zu aplastischen Anämien führen. Gering toxisch sind die Penicilline, potentiell toxisch dagegen Streptomycin, die Polymyxine u. a., die bei Überdosierung oder längerem Einsatz reversible und irreversible Schäden hervorrufen können. Eine Störung der Leberfunktion, Ausscheidungsstörungen bei Herz- oder Niereninsuffizienz führen mitunter zu einer Kumulierung des Antibiotikums im Körper und somit zu Schädigungen.

Die Erscheinung der Allergisierung kann im Prinzip bei allen Antibiotika auftreten. Besonders beim Einsatz von Penicillinen, Streptomycin und Cephalosporinen empfehlen sich entsprechende anamnestische Erhebungen oder Vortestungen, um Allergisierungen zu vermeiden.

In wechselndem Ausmaß wird der Magen-Darm-Trakt durch Antibiotika-Nebenwirkungen belastet. Übelkeit und Erbrechen sowie Änderungen der Stuhlkonsistenz werden beobachtet.

Klinisch bedeutungsvoll sind Wechselwirkungen der Antibiotika mit den Ausscheidungsmechanismen der Niere. In hohem Maße nephrotoxisch sind die Aminoglykosid-Antibiotika, in geringerem Maße die Cephalosporine und Tetracycline. Bei den schon länger eingeführten Aminoglykosiden, wie Streptomycin, Kanamycin und Neomycin, können erhebliche neurotoxische Schädigungen, insbesondere des *Nervus statoacusticus*, auftreten. Klinischen Berichten zufolge sind diese Erscheinungen bei den neueren Aminoglykosid-Antibiotika, wie Tobramycin und Sisomycin, geringer ausgeprägt.

Von klinischem Interesse sind auch Interferenzen von Antibiotika mit anderen Arzneimitteln, die möglicherweise über Enzyminduktionen zustande kommen. Sie können z. B. die Aminoglykosid-Antibiotika die Wirkung von Narkotika und Muskelrelaxantien potenzieren und verlängern. Antikoagulantien und Kontrazeptiva können bei gleichzeitiger Einnahme von Rifampicin in ihrer Wirkung beeinträchtigt werden.

Ein sinnvoller Einsatz des richtigen Antibiotikums unter Beachtung der richtigen Dosierung und der richtigen Dosierungsintervalle setzt die Nebenwirkungsrate weitgehend herab.

5. Prinzipien der Antibiotikaherstellung

Die Herstellungsverfahren der Antibiotika beruhen auf biotechnologischen und chemischen Grundlagen. In der Regel wird mit Hilfe eines Fermentationsprozesses das gewünschte Antibiotikum in der Kulturlösung gebildet, aus der es anschließend isoliert und gereinigt wird. In speziellen Fällen dient das auf fermentativem Wege gewonnene Antibiotikum als Ausgangsmaterial für die Herstellung der halbsynthetischen Antibiotika.

5.1. Der Fermentationsprozeß

Auf dem Gebiet der Herstellung von Antibiotika beginnen die Forschungsarbeiten mit der Suche nach geeigneten Stämmen spezieller Mikroorganismen, die in der Lage sind, bei saprophytischer Kultivierung antibiotisch wirkende Substanzen zu bilden. Saprophyten benötigen für ihr Wachstum energiereiche Nahrung. Sie sind nicht in der Lage, Kohlenhydrate unter Einwirkung von Sonnenenergie aus Kohlendioxid und Wasser aufzubauen, wie es die grünen Pflanzen vermögen.

Die in Frage kommenden Keime werden aus Boden-, Luft- oder Wasserproben isoliert, auf geeigneten Nährböden gezüchtet und auf Platten, die mit Testkeimen besät sind, getestet. Antibiotikabildner geben sich durch einen Hemmkreis zu erkennen, der nach Bebrütung der Platte entsteht. Es gehört eine Vielzahl zeitauf-

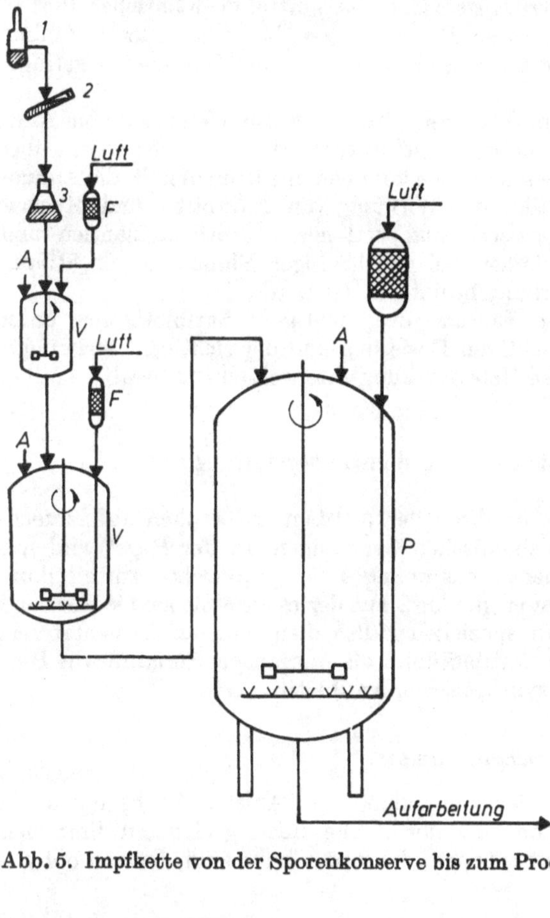

Abb. 5. Impfkette von der Sporenkonserve bis zum Produktionsfermenter

wendiger Arbeiten dazu, um beispielsweise aus Erdproben isolierte Mikroorganismen so zu selektieren, daß auf der Grundlage weiterer Entwicklungsarbeiten schließlich für die Produktion geeignete Stämme kultiviert werden können. Es wird im folgenden vorausgesetzt, daß der für die Antibiotikaherstellung einzusetzende Produktionsstamm im mikrobiologischen Laboratorium mit höchster Leistungsfähigkeit erhalten wurde und als Impfmaterial für die Vermehrungsstufen zur Verfügung steht.

Die Abb. 5 zeigt schematisch folgenden Prozeß: Lyophilkulturen von Antibiotikabildnern (*1*) werden zunächst auf Schrägagar (*2*) überimpft und dort vermehrt. Zur Gewinnung größerer Mengen Impfmaterial erfolgt die nächste Vermehrungsstufe in Schüttelkolben (*3*), in denen den Stämmen günstige Sporulationsbedingungen geboten werden. Ausgehend von diesen Schüttelkulturen wird unter sterilen Bedingungen in die nächst größere Vorzuchteinheit überimpft. Diese besitzt gegenüber der zuvor angezogenen Kultur ein etwa zehnfaches Volumen. In der Regel ist dies bereits der Impftank (V). Unter Beachtung der jeweils günstigsten Maßstabsvergrößerung wird schließlich der Produktionsfermenter (P), der ein Volumen von 60 bis 100 m^3 und darüber besitzen kann, erreicht.

Wichtige Voraussetzungen für eine optimale Führung des Produktionsprozesses sind

- die richtige Nährlösung, bestehend aus
  der Kohlenstoffquelle,
  der Stickstoffquelle,
  der Mineralstoffquelle,
  den Prekursoren (nicht in allen Fällen),
- die richtige Belüftung (x m^3 Luft/m^3 Kulturlösung),
- die richtige Prozeßführung — beginnend mit der Sterilisation der Nährlösung und endend mit dem günstigsten Abbau- bzw. Erntetermin.

Als Kohlenstoffquellen werden verschiedene Zucker (Saccharose, Glucose, Lactose), Stärke, tierische und pflanzliche Fette und Öle (Schweineschmalz, Erdnußöl) eingesetzt. Stickstoffquellen sind u. a. Maisquellwasser, Hefen, Sojamehl sowie Ammoniumsalze. Ebenso wie die Kohlenstoff- und Stickstoffquellen dem jeweiligen Mikroorganismus in vielen Reihenversuchen angepaßt werden müssen, ist auch die Wahl der Mineralstoffe abgestimmt. Es kommen u. a. Natrium-, Kalium-, Eisen-, Calcium-, Kupfer-, Zink- und Cobaltsalze (Phosphate oder Sulfate) zum Einsatz. In einigen

Fällen wird dem Kulturmedium ein Prekursor zugesetzt. Darunter ist eine chemische Verbindung zu verstehen, deren Struktur im angestrebten Antibiotikum teilweise enthalten ist, und die als Baustein während des Fermentationsprozesses in das Antibiotikum eingebaut werden kann. Beim Benzylpenicillin (Penicillin G) wird als Prekursor Phenylessigsäure verwendet, die die Benzylgruppe enthält.

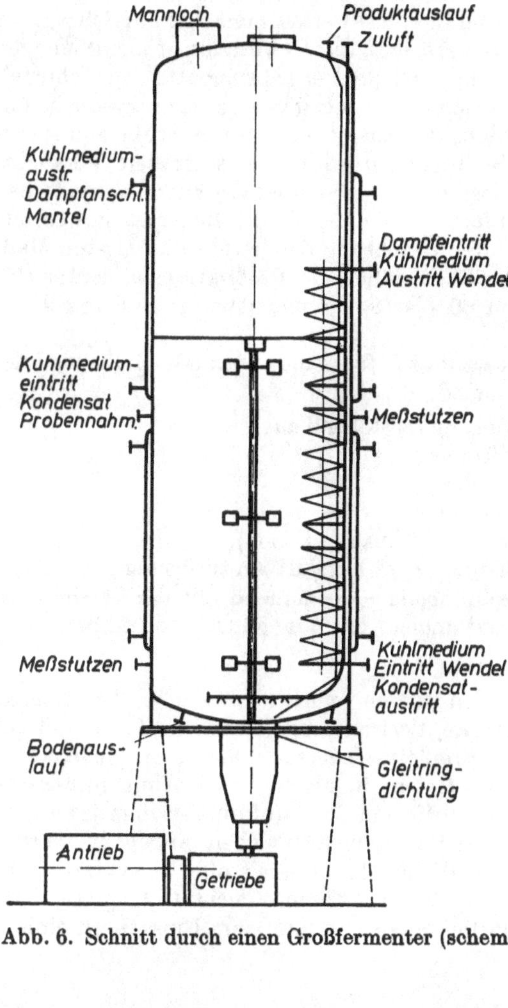

Abb. 6. Schnitt durch einen Großfermenter (schematisch)

Im submersen Fermentationsprozeß ist für das Wachstum der aeroben Mikroorganismen eine gute Belüftung eine wichtige Voraussetzung. Der während des Prozesses verbrauchte Sauerstoff muß laufend wieder zugeführt werden. Dazu wurden in den zurückliegenden Jahren unterschiedliche verfahrenstechnische Lösungen erarbeitet, deren Prinzip darin besteht, durch innige Durchmischung der Nährlösung mit Luft den Luftstrom in fein verteilter Form einzutragen und durch Rühren der Kulturlösung eine weitere Vergrößerung der Oberfläche zu erreichen. Auf diese Weise wird ein hoher Effekt der Belüftung erreicht. Abbildung 6 zeigt einen Schnitt durch einen gebräuchlichen Großfermenter.

Für die Prozeßführung ist neben dem Sauerstoffeintrag die richtige Bebrütungstemperatur (bei Pilzen in der Regel +24 °C, bei Bakterien +37 °C) und der pH-Wert des Mediums von ausschlaggebender Bedeutung. Die ständige Kontrolle des pH-Wertes gibt Aufschluß über den Verlauf der Fermentation. Er wird gegebenenfalls durch bestimmte Zusätze, wie Calciumcarbonat oder Ammoniumsulfat, korrigiert.

Bei nahezu allen Fermentationsprozessen kommt es durch die vielfältigen ab- und aufbauenden Reaktionen zu einer intensiven Schaumbildung, die beispielsweise durch Zugabe pflanzlicher oder tierischer Öle sowie solcher auf Silikonbasis bekämpft werden muß. Diese Zusätze können unter ungünstigen Umständen die Aufarbeitung der Kulturlösung erschweren.

Der Fermentationsprozeß wird dann beendet, wenn die ständig durchgeführte Verlaufskontrolle ergibt, daß die Antibiotikabildung ihr Maximum erreicht hat (Abb. 7). Die Kulturlösung wird nunmehr der chemischen Aufarbeitung zum Zwecke der Isolierung des Antibiotikums zugeführt.

Aus ökonomischen und verfahrenstechnischen Gründen kann statt des „fed batch“-Verfahrens, bei dem die Nährstoffe mit einem Mal zugesetzt und durch den wachsenden Mikroorganismus

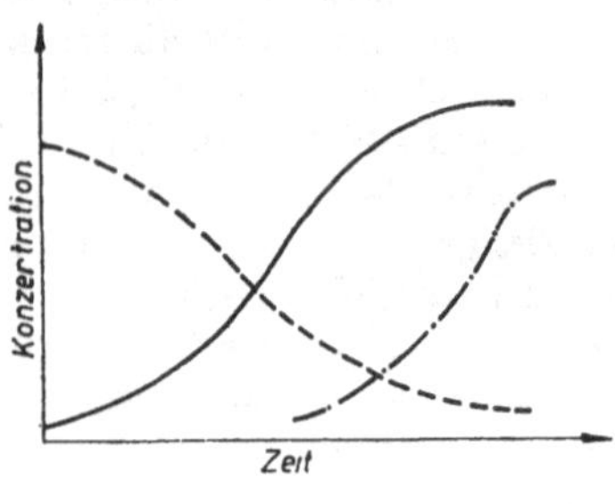

Abb. 7. Verlauf der Bildung eines Antibiotikums auf fermentativem Wege

– – – Konzentration der C-Quelle im Nährmedium
—— Wachstum der Zellen
–.–.– Konzentration des Antibiotikums

verstoffwechselt werden, der „cyclische fed batch" angewandt werden. Dabei wird nach einer vom jeweiligen Verfahren abhängigen Wachstumsphase ein Teil der Kulturlösung abgelassen und das gebildete Antibiotikum geerntet. Der abgelassene Teil der Kulturlösung wird durch frische Nährlösung ersetzt und der Wachstumsprozeß fortgeführt. Bei dieser Verfahrensweise können wirtschaftlich interessante Effekte erreicht werden.

5.2. *Die chemische Aufarbeitung*

Die chemische Aufarbeitung der Kulturlösungen wird bestimmt durch die Eigenschaften des jeweiligen Antibiotikums. Es sind folgende Methoden möglich:

– Extraktion,
– Adsorption,
– Fällung.

Die Extraktion mit Hilfe organischer Lösungsmittel, die mit Wasser nicht mischbar sind (Flüssig-Flüssig-Extraktion), wird dann angewandt, wenn das zu isolierende Antibiotikum im organischen Lösungsmittel besser als in Wasser löslich ist. Bei der Anwendung des Extraktionsverfahrens muß in den meisten Fällen vor Beginn der Extraktion das Mycel abgetrennt werden. Das Kulturfiltrat wird, um das gebildete Antibiotikum möglichst vollständig zu isolieren, mehrfach extrahiert. Hierbei kommen Mehrstufenextraktoren zum Einsatz. Das für die Extraktion verwendete Lösungsmittel kann zum überwiegenden Teil durch Destillation zurückgewonnen und wieder eingesetzt werden.

Als Beispiel für diese Aufarbeitungsmethode soll das nach wie vor wichtigste Antibiotikum Benzylpenicillin (Penicillin G) angeführt werden:

Nach Beendigung des Fermentationsprozesses wird das Mycel als Feststoff abgetrennt. Penicillin G liegt im Kulturfiltrat als wasserlösliches Salz vor und kann als solches nicht extrahiert werden. Es wird daher durch Ansäuern auf pH 2 in die freie, mit organischen Lösungsmitteln extrahierbare Säure überführt. Als Lösungsmittel dient in der Regel Essigsäurebutylester (Butylacetat). Dieser Prozeß wird zur weiteren Anreicherung und Reinigung mehrfach wiederholt. Durch Zugabe organischer Basen wird das Rohpenicillin als Salz der jeweils zugesetzten Base ausgefällt. Es kann in dieser Form weiterverarbeitet werden.

Adsorptionsverfahren werden dann angewandt, wenn die zu isolierenden Antibiotika saure oder basische Gruppen besitzen und mit Hilfe von Ionenaustauschern aus dem Kulturfiltrat zu isolieren sind. Nach dem Ionenaustauschverfahren werden z. B. Streptomycin und Neomycin gewonnen. Da es sich bei diesen beiden Antibiotika um Basen handelt, werden für die Isolierung Kationenaustauscher eingesetzt, an denen die Streptomycin- bzw. Neomycinbase adsorbiert wird. Das durchlaufende Filtrat enthält kein Antibiotikum mehr und wird verworfen. Das jeweilige Antibiotikum wird mit Hilfe wäßriger Säuren als Salz vom Austauscher gelöst und aus dem Eluat isoliert. Die Austauschersäule ist dann wieder mit Kationen beladen und steht weiteren Aufarbeitungen zur Verfügung.

Bilden Antibiotika mit Fällungsmitteln in Wasser schwerlösliche Niederschläge, so werden zur Isolierung dieser Antibiotika Fällungsverfahren eingesetzt. Beispielsweise bildet Oxytetracyclin mit quartären Ammoniumbasen in Wasser schwerlösliche Verbindungen. Durch Ansäuern dieses Niederschlages entsteht das entsprechende Oxytetracyclinsalz, das gereinigt und schließlich weiterverarbeitet werden kann.

5.3. *Die chemische Umwandlung*

Einige der auf mikrobiologischem Wege hergestellten Antibiotika werden, obwohl sie selbst bereits eine antibiotische Wirksamkeit besitzen, mit Hilfe chemischer Umwandlungen in Substanzen überführt, die sich hinsichtlich ihrer Wirkungsqualität von den eingesetzten Verbindungen unterscheiden. Durch chemische Reaktionen an der Peripherie des jeweiligen Moleküls wird beispielsweise eine Veränderung der Säurestabilität, der Wirkungsintensität oder der pharmakokinetischen Eigenschaften angestrebt.

Typische Vertreter sind die halbsynthetischen Penicilline und Cephalosporine (Derivate der 6-Aminopenicillansäure bzw. der 7-Aminocephalosporansäure). Aber auch andere Antibiotika werden aus fermentativ hergestellten Ausgangsmaterialien synthetisiert, wie z. B. Rifampicin aus bestimmten Rifamycinen oder Clindamycin aus Lincomycin.

In den folgenden Abschnitten sollen je ein Synthesebeispiel aus der Reihe der halbsynthetischen Penicilline (Ampicillin aus Penicillin G) und der Cephalosporine (1. Cephalexin durch Ringerweiterung des Penicillin G und 2. Cephazolin aus Cephalosporin C) vorgestellt werden sowie die Synthese von Rifampicin aus einem Rifamycin.

5.3.1. *Herstellung der halbsynthetischen Penicilline aus Benzylpenicillin* (Penicillin G)

Die halbsynthetischen Penicilline werden aus dem biosynthetisch zugänglichen Penicillin G oder gegebenenfalls auch aus Penicillin V (Phenoxymethylpenicillin) gewonnen.

In der ersten Reaktionsstufe erfolgt entweder auf chemischem oder biologischem Wege eine hydrolytische Spaltung des eingesetzten Penicillins zur 6-Aminopenicillansäure (6-APS, im englischsprachigen Schrifttum 6-APA), die anschließend mit der jeweils gewünschten Acylierungskomponente — im Falle des Ampicillins ist es D(—)-Phenylglycin — umgesetzt wird.

Ursprünglich (1959) bot die Fermentation die einzige Möglichkeit, um vom Penicillin G oder V zur 6-Aminopenicillansäure zu gelangen. Diese auf biosynthetischem Wege hergestellte 6-APS war das erste Ausgangsmaterial für die Herstellung einer Vielzahl neuer halbsynthetischer Penicilline. Erst 1967 gelang es, eine

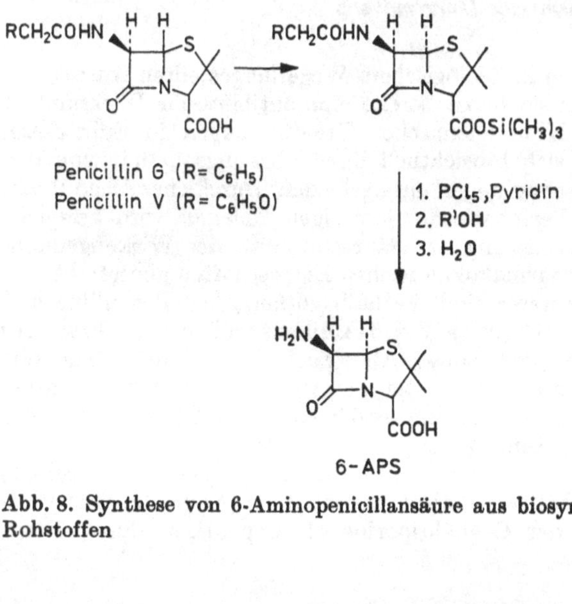

Abb. 8. Synthese von 6-Aminopenicillansäure aus biosynthetischen Rohstoffen

praktisch anwendbare chemische Methode zur hydrolytischen Spaltung des Penicillins einzuführen. Bei diesem Verfahren wird die 3-Carboxylgruppe des Penicillin G oder V mit Hilfe von Trimethylchlorsilan oder Dimethyldichlorsilan in Gegenwart von Pyridin oder Triethylamin geschützt. Die sich anschließende Abspaltung des Acylrestes erfolgt durch Zugabe von Phosphorpentachlorid bei tiefen Temperaturen (−50 °C) und nachfolgender Alkoholyse. Die Ausbeute wird mit 85 bis 95% angegeben (Abb. 8).

Durch Acylierung der 6-APS entstehen die halbsynthetischen Penicillinderivate, von denen ein großer Teil in der Therapie erfolgreich eingesetzt wird (Abb. 9).

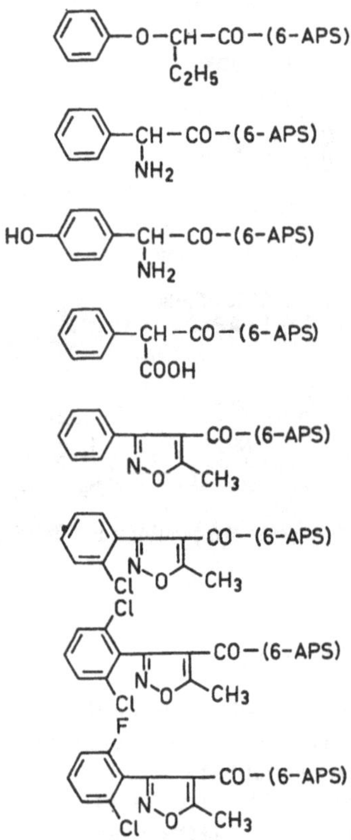

Propicillin

Ampicillin

Amoxycillin

Carbenicillin

Oxacillin

Cloxacillin

Dicloxacillin

Flucloxacillin

Abb. 9. In die Praxis eingeführte halbsynthetische Penicilline

Als Beispiel für die Herstellung eines halbsynthetischen Penicillins soll die Synthese des Ampicillins (α-Aminobenzylpenicillin) dienen. Hierbei wird 6-Aminopenicillansäure mit D(—)-Phenylglycin acyliert. Voraussetzung für ein Gelingen dieser Reaktion ist der Schutz der Aminogruppe des D(—)-Phenylglycins. Eine Möglichkeit dazu bietet die Umsetzung mit Acetessigester. Das dabei entstehende Reaktionsprodukt wird mit Chlorameisensäureethylester in Gegenwart von Triethylamin in ein gemischtes Anhydrid überführt, das sofort mit dem Triethylaminsalz der 6-APS weiter umgesetzt werden muß. Anschließend kann die Schutzgruppe relativ leicht wieder entfernt werden (Abb. 10).

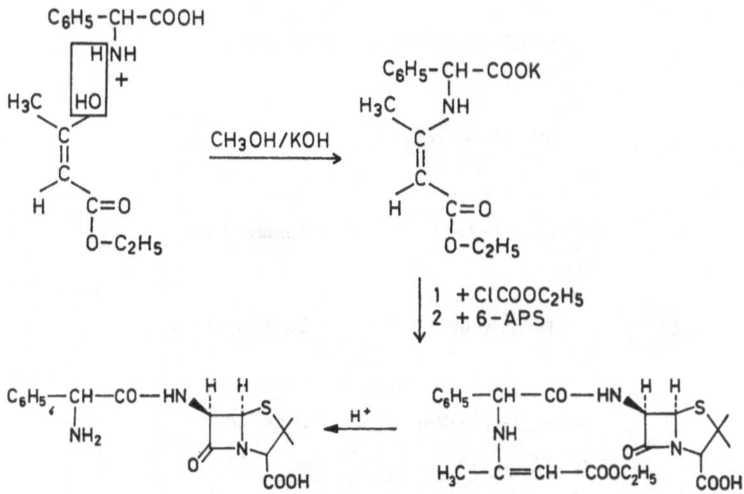

Abb. 10. Syntheseschema für die Herstellung von Ampicillin aus 6-APS

5.3.2. *Herstellung der Cephalosporinderivate*

Cephalosporine sind entweder durch chemische Umwandlung des auf fermentativem Wege zugänglichen Cephalosporin C oder durch Ringerweiterung spezieller Penicilline herstellbar.

Cephalosporin C (Abb. 11) wurde 1955 von Newton und Abraham aus Kulturen von *Cephalosporium acremonium* isoliert. Es hat selbst nur eine relativ geringe antimikrobielle Aktivität und dient als Ausgangsmaterial für die Herstellung halbsynthetischer Cephalosporine. In der Regel führt der Syntheseweg über die 7-Amino cephalosporansäure (7-ACS, im englischsprachigen Schriftum 7-ACA) als Zwischenprodukt (Abb. 11), die gegenwärtig nut auf chemischem Wege aus Cephalosporin C zugänglich ist. Dier ebenfalls untersuchten mikrobiologischen Abbaureaktionen haben bisher zu keinen technisch anwendbaren Ergebnissen geführt.

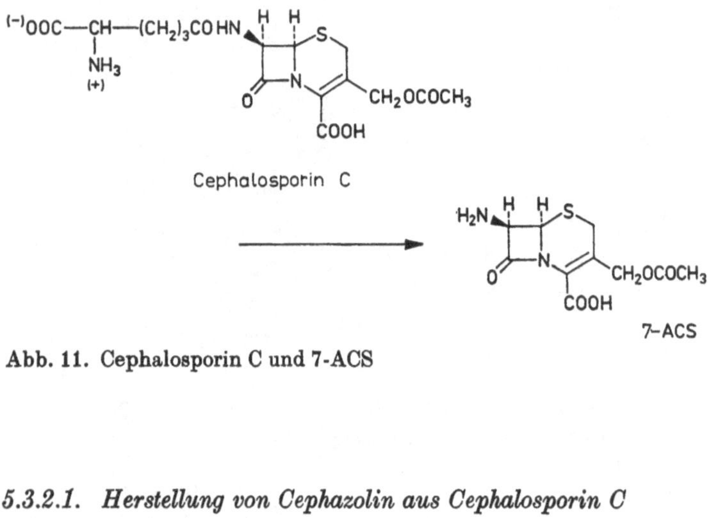

Abb. 11. Cephalosporin C und 7-ACS

5.3.2.1. Herstellung von Cephazolin aus Cephalosporin C

Die Herstellung von Cephazolin aus Cephalosporin C verläuft in der Regel über 7-Aminocephalosporansäure, die auch für andere Cephalosporinderivate ein wichtiges Zwischenprodukt darstellt.

Beim Abbau des Cephalosporin C zu 7-ACS muß zunächst die Aminogruppe der 7ständigen Seitenkette durch Acylierung geschützt werden (Abb. 12). Das Cephalosporin C wird beispielsweise aus der Fermentationslösung als N-Chloracetylderivat in Form des Chinolinsalzes isoliert. Nach Silylierung mit Dimethyldichlorsilan zum Schutz der Carboxylgruppen erfolgt die Spaltung mit Phosphorpentachlorid zur 7-ACS. Durch Umsetzung der 3-Acylgruppe der ·7-ACS mit 2-Mercapto-5-methyl-1,3,4-thiadiazol und der 7-Aminogruppe mit Tetrazolylessigsäure entsteht schließlich Cephazolin (Abb. 13).

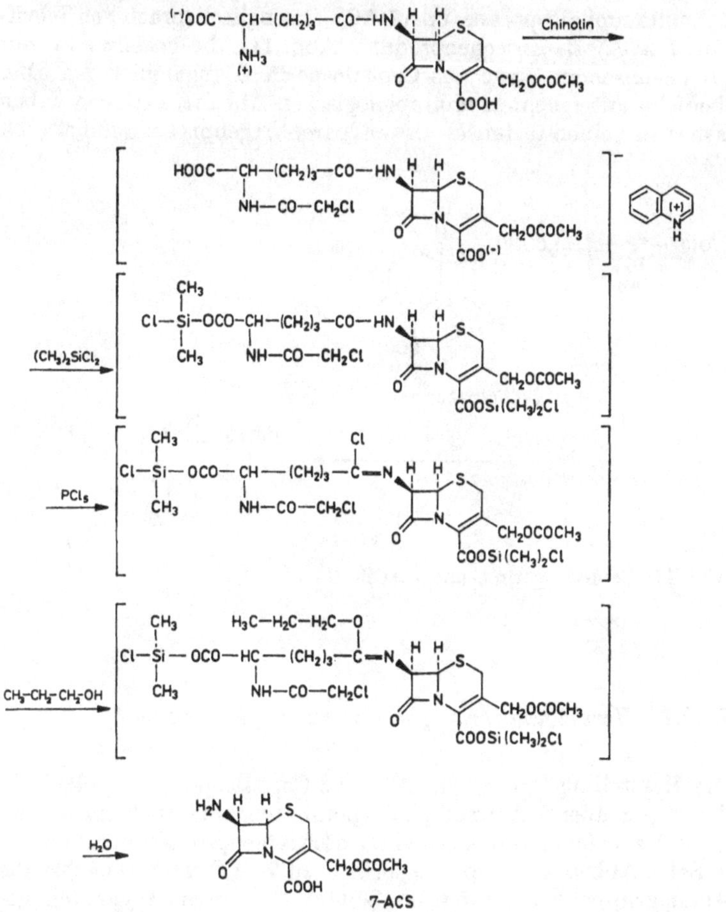

Abb. 12. Beispiel für die Synthese von 7-ACS aus Cephalosporin C

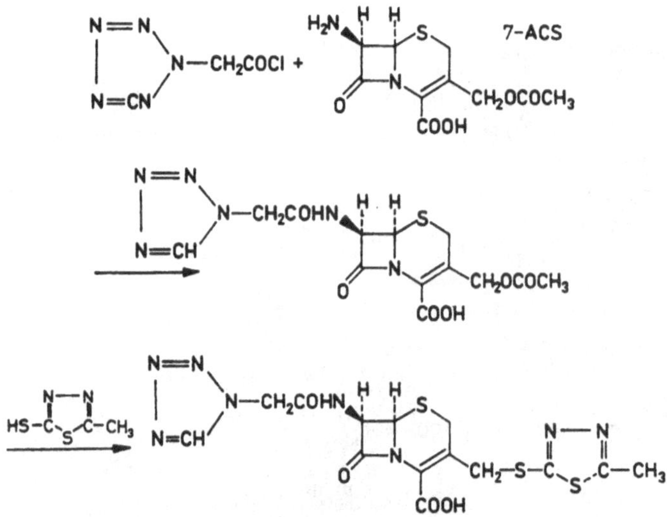

Abb. 13. Synthese von Cephazolin aus 7-ACS

5.3.2.2. *Herstellung von Cephalexin aus Penicillin G*

Die zweite Möglichkeit zur Synthese von Cephalosporinderivaten besteht in der Ringerweiterung der Penicilline, die für die Herstellung des Cephalexins bereits technisch gelöst ist und angewendet wird. Der Syntheseweg kann der Abb. 14 entnommen werden.

Zunächst erfolgt zum Schutz der Carboxylgruppe des Penicillins eine Umsetzung mit Trichlorethylformiat. Zur Ringerweiterung hat sich die Methode der Sulfoxydation und anschließendem Erhitzen des Sulfoxids bewährt. Die Abspaltung des 7ständigen N-Acylrestes erfolgt entsprechend dem Cephalosporin-C-Abbau mit Hilfe von Phosphorpentachlorid. Die darauf folgende Acylierung mit D(—)-Phenylglycin verläuft ähnlich der bereits beschriebenen Ampicillin-Synthese.

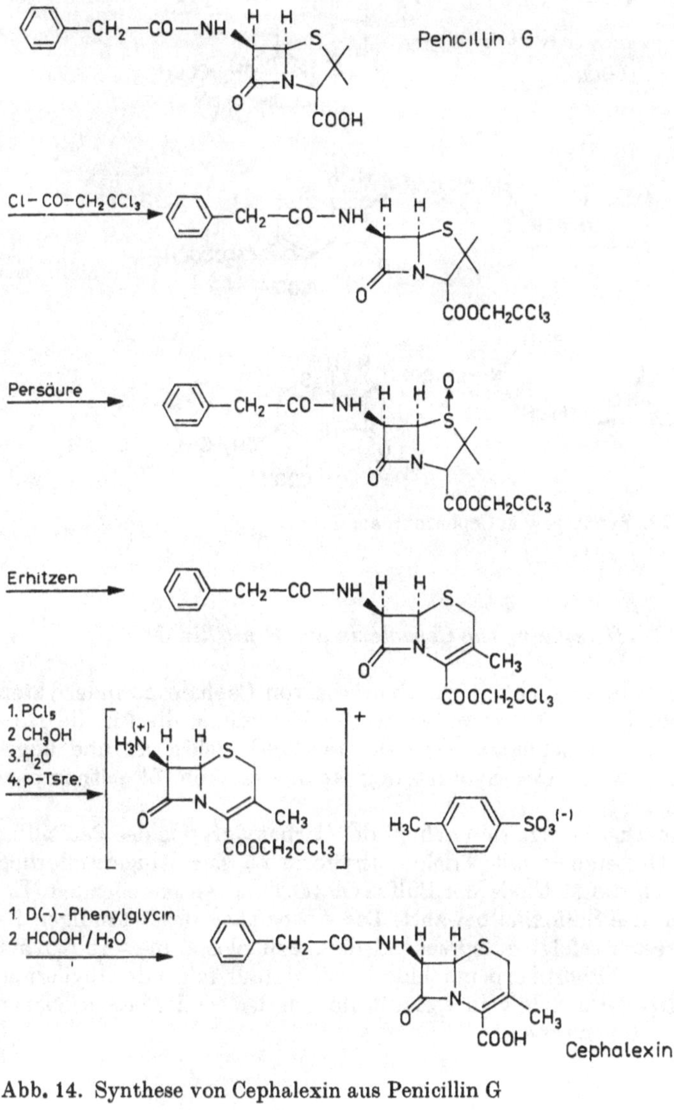

Abb. 14. Synthese von Cephalexin aus Penicillin G

5.3.3. Herstellung von Rifampicin aus einem Rifamycin

Als Beispiel für die chemische Umwandlung eines auf fermentativem Wege hergestellten Antibiotikums, das weder den Penicillinen noch den Cephalosporinen zugeordnet werden kann, soll die Synthese des Rifampicins aus Rifamycin S dienen. Rifamycin S (Abb. 15) wurde ebenfalls therapeutisch eingesetzt. Bei seiner

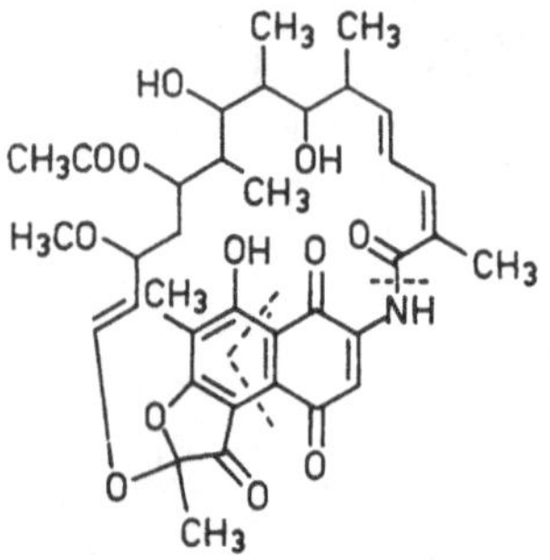

Abb. 15. Rifamycin S

chemischen Umwandlung gelang u. a. die Synthese des Rifampicins, das gegenüber dem Rifamycin S einen wesentlich höheren Gebrauchswert besitzt. Zunächst wird Rifamycin S mit einem sekundären Amin (z. B. Diethylamin) in Gegenwart von Formaldehyd kondensiert (Mannich-Kondensation) und anschließend mit Ascorbinsäure reduziert. Dabei entsteht ein Derivat des Rifamycin SV. Durch Oxydation mit Mangandioxid wird die Mannich-Base in 3-Formyl-rifamycin S überführt und diese Verbindung durch milde Reduktion in das entsprechende SV-Derivat umgewandelt. Durch Umsetzung des 3-Formyl-rifamycin SV mit 1-Amino-4-methylpiperazin entsteht schließlich Rifampicin (Abb. 16, s. S. 36).

6. β-Lactam-Antibiotika

Zu den β-Lactam-Antibiotika gehören die Penicilline und Cephalosporine. Beide Wirkstoffgruppen besitzen in ihrem Molekül einen β-Lactamring. In jüngster Zeit sind noch zwei weitere Strukturtypen, Mezillinam und die Cephamycine, entwickelt worden, die nicht direkt zu den Penicillinen und Cephalosporinen gezählt werden können, da sie strukturell geringfügig abweichen. Sie ent-

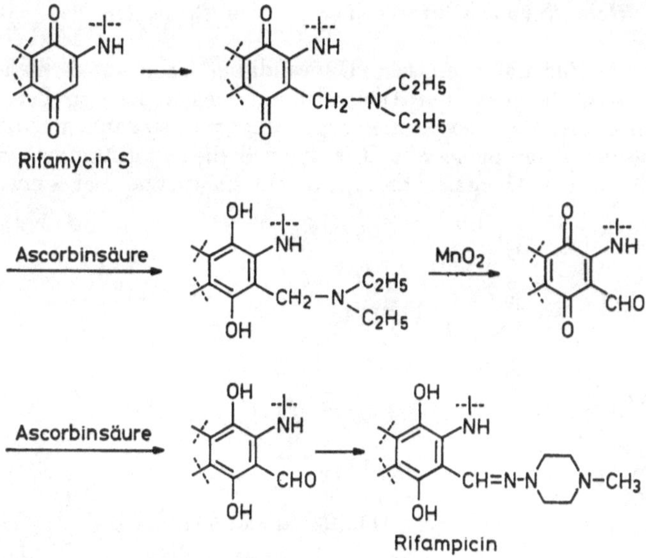

Abb. 16. Synthese von Rifampicin aus Rifamycin S

halten jedoch ebenfalls einen β-Lactamring im Molekül. Als erstes Monobactam-Antibiotikum ist zwischenzeitlich Aztreonam in die klinische Praxis eingeführt worden. Aztreonam enthält als Kern die 3-Aminomonobactamsäure. Mit der Entdeckung dieser Stoffklasse wurde gezeigt, daß nicht unbedingt ein bizyklischer Kern Voraussetzung für eine antibakterielle Wirksamkeit ist.

Der β-Lactamring muß durch Ringspannung oder stark elektronenanziehende Substituenten so aktiviert sein, daß er die für den Aufbau der Mureinschicht der Bakterienzellwand essentiellen Transpeptidasen schnell acyliert und damit inaktiviert. Eine wesentliche Voraussetzung für eine hohe antibakterielle Wirksamkeit ist die Konstitution der Seitenkette, die räumliche Orientierung der Substituenten, deren Natur, Größe und Ladung.

Nach Ghuysen bildet die Transpeptidase der Bakterienzellwand mit einem β-Lactam einen reversiblen Komplex. Es schließt sich ein irreversibler Schritt an, der das β-Lactam in eine hochreaktive Konformation überführt, aus der heraus das gebundene Enzym acyliert wird. Für diese zweite Reaktion sind die Geschwindigkeitskonstanten der unterschiedlichen Acylseitenketten sehr verschieden. Zwischen 6-APS und Benzylpenicillin unterscheiden sie sich um den Faktor 900000.

Zum gegenwärtigen Zeitpunkt ist ein enormer Anstieg der Forschungsaktivitäten auf diesem Gebiet erkennbar. Dies ist begründet durch die vielfältigen chemisch-synthetischen und technologischen Möglichkeiten, Modifizierungen an den Grundstrukturen der Penicillan- und Cephalosporansäure vorzunehmen. Insbesondere soll dabei die Wirksamkeit der β-Lactam-Antibiotika gegenüber gramnegativen Bakterien gesteigert und die *in vivo*-Inaktivierung durch β-lactamringspaltende Enzyme herabgesetzt werden. Die Bewertungskriterien bei neuen β-Lactam-Antibiotika ergeben sich zunehmend aus mikrobiologischen *in vitro*-Untersuchungen, die den klinischen Befunden vorangehen. Die Problematik der β-Lactamasen, die speziell von gramnegativen Bakterien gebildet werden, besteht darin, daß diese nicht wie bei den grampositiven Bakterien als Exoenzyme wirksam werden, sondern zwischen Zellmembran und Zellwand fixiert wird. Auf diese Weise ist ein günstigerer „Zugriff“ der β-Lactamasen gegenüber den β-Lactam-Antibiotika möglich.

6.1. Penicilline

6.1.1. Allgemeines

Die Penicilline bilden die umfangreichste Antibiotikagruppe. Ihr struktureller Kern ist die 6-Aminopenicillansäure (Abb. 2), die sich aus einem Thiazolidin- und einem β-Lactamring zusammensetzt. Am bedeutendsten ist nach wie vor das Penicillin G (Benzylpenicillin), das auf biosynthetischem Wege gewonnen werden kann und sich durch antibakterielle und pharmakokinetische Eigenschaften auszeichnet. Seine schnelle Verteilung im Körper, die bakterizide Wirkungsweise und die sehr geringe Toxizität bestimmen den therapeutischen Wert dieses wichtigen Antibiotikums. Das Auftreten penicillinresistenter Stämme von *Staphylococcus aureus* hat die Suche nach neuen Antibiotika stimuliert. Zunächst wurde die Seitenkette der 6-Aminopenicillansäure dadurch variiert, daß während des Fermentationsprozesses jeweils ein anderer Prekursor zugesetzt wurde. Auf diese Weise konnte z. B. Penicillin V (Phenoxymethylpenicillin) gewonnen werden. Um die Bildung dieser Seitenkette anzuregen, wird dem Reaktionsmedium Phenoxyessigsäure zugesetzt.

Die nächste Etappe der Forschungsarbeiten bildete die Kenntnis der Möglichkeit, die biosynthetisch herstellbaren Penicilline G oder V hydrolytisch zu spalten und auf diese Weise Ausgangsmaterial für die Herstellung weiterer Acylierungsprodukte zu erhalten. Heute sind mehr als 20 halbsynthetische Penicilline in die Praxis eingeführt. Dazu gehören solche wichtigen Penicilline wie Ampicillin, Amoxycillin, Carbenicillin sowie die Isoxazolylpenicilline Oxacillin, Cloxacillin und Dicloxacillin.

Die halbsynthetischen Penicilline können eingeteilt werden in

- Oralpenicilline (Penicilline mit verbesserter enteraler Resorption),
- penicillinasefeste Penicilline,
- Breitspektrumpenicilline.

Dabei sind Überschneidungen möglich.

Den wesentlichsten Fortschritt in der Entwicklung stellen die in der zweiten Gruppe zusammengefaßten penicillinasefesten Penicilline dar, die in erster Linie gegen penicillinasebildende Staphylokokken wirksam sind.

Zwischen den verschiedenen Penicillinen ist in der Regel eine Parallelresistenz zu verzeichnen. Allergieerscheinungen erstrecken sich meist auf alle Penicillinderivate. Generell ist eine gute Verträglichkeit und eine hohe Dosierungsspanne zu verzeichnen.

6.1.2. *Benzylpenicillin (Penicillin G)*

6.1.2.1. *Allgemeines und Chemie*

Penicillin G ist ein Stoffwechselprodukt des Pilzes *Penicillium notatum (Westling)* oder verwandter Mikroorganismen. Fleming entdeckte 1928 bei zahlreichen Keimen dessen bakterizide Eigenschaften. In die Therapie wurde Penicillin G jedoch erst 1943 eingeführt.

Benzylpenicillin (Abb. 8) ist ein Derivat der 6-Aminopenicillansäure (Abb. 2). Als relativ instabile Säure bildet es stabile Salze und Ester. Die wichtigsten Salze sind neben den Natrium- und Kaliumsalzen die des Procains und Benzathins (Abb. 17).

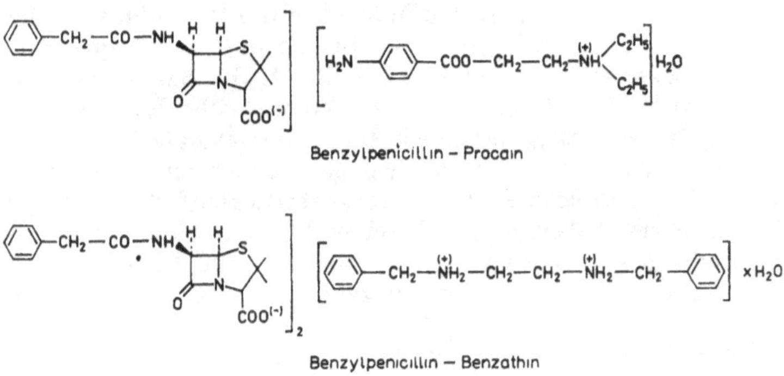

Abb. 17. Penicillin G-Salze

6.1.2.2. Wirkung und Indikation

Zur Anwendung gelangt Penicillin G als leicht wasserlösliches Natrium- oder Kaliumsalz oder als schwer wasserlösliches Depotpenicillin (Benzylpenicillin-Procain bzw. Benzylpenicillin-Benzathin). Die Alkalipenicilline weisen rasch ansteigende hohe Serumkonzentrationen von relativ kurzer Dauer auf. Durch die Salzbildung mit Procain sind die Serumspiegel niedriger, aber länger anhaltend. Durch Kombination mit Benzylpenicillin-Benzathin wird der Depoteffekt wesentlich verstärkt.

Penicillin G und seine Salze wirken auf viele klinisch bedeutende Erreger. Penicillinasebildende Staphylokokken inaktivieren Penicillin G. Zu den hochempfindlichen Erregern gehören *Streptococcus pyogenes*, Gonokokken, Pneumokokken, Diphteriebakterien und *Treponema pallidum*. Weniger empfindlich sind Staphylokokken, Klostridien, *Streptococcus viridans*, Aktinomyzeten und *Bacillus anthracis*.

Benzylpenicillin ist gut verträglich, hat eine hohe Dosierungsspanne, wirkt bei der richtigen Dosierung bakterizid und weist eine langsame Resistenzentwicklung auf. Um die Resistenzentwicklung bei pathogenen Keimen zu vermeiden, wird eine frühzeitige Anwendung und eine genügend hohe Dosierung bei ausreichend langer Therapiedauer empfohlen. Unterschwellige Penicillinspiegel können zu einer Resistenzsteigerung führen. Auf Grund der unterschiedlichen Penicillinempfindlichkeit der Mikroorganismen ist eine strenge Indikationsstellung für die Verordnung erforderlich.

Bedingt durch die Säureempfindlichkeit des Penicillin G ist eine orale Applikation nicht sinnvoll. Penicillin G und seine Salze werden ausschließlich parenteral verabfolgt. Die Halbwertszeit ist sehr gering; sie beträgt nur 30 bis 40 min. Die Plasmaeiweißbindung wird mit 50% angegeben. Die Liquorgängigkeit ist niedrig. Bei entzündeten und eitrigen Meningen können mit hohen Penicillin-Dosen ausreichende Liquorkonzentrationen festgestellt werden. In Niere, Leber, Lunge, Haut und Schleimhäuten sind ausreichende Gewebekonzentrationen nachzuweisen. In Muskulatur, Nervengewebe und Knochen ist eine schlechte Diffusion festzustellen.

Die Ausscheidung erfolgt bis zu 90% mit dem Urin. Die Harnkonzentrationen liegen um ein Vielfaches über den Serumwerten.

Häufigste Nebenwirkungen sind Allergien, die in schweren Fällen bis zum anaphylaktischen Schock führen können. Bei Überdosierungen sind Neurotoxizitäten beobachtet worden.

Aus dem Wirkungsspektrum des Benzylpenicillin leiten sich u. a. folgende Indikationen ab: Scharlach, Diphtherie, Gonorrhoe, Angina, Endocarditis lenta, Tetanus, Gasbrand und z. T. Wundinfektionen.

6.1.3. *Oralpenicilline*

6.1.3.1. *Allgemeines und Chemie*

Zu den Oralpenicillinen gehören Phenoxymethylpenicillin (Penicillin V), Propicillin, Pheneticillin und Azidocillin. Ihre Entwicklung geht auf Arbeiten zurück, die Behrens 1943 begonnen und 1948 publiziert hatte. Die Säurestabilität des Penicillin V, die eine orale Applikation ermöglicht, war erst 1953 von Brandl und Mitarbeitern erkannt worden.

Penicillin V wird auf fermentativem Wege (Prekursor ist Phenoxyessigsäure) hergestellt; die übrigen Oralpenicilline werden halbsynthetisch gewonnen. Ihre chemischen Strukturen können der Abb. 18 entnommen werden. Die synthetischen Probleme liegen bei der Herstellung der jeweiligen Acylierungskomponente, die mit der 6-Aminopenicillansäure verknüpft werden muß. Propicillin ist chemisch α-Phenoxy-n-propyl-penicillin, Pheneticillin α-Phenoxy-ethyl-penicillin und Azidocillin α-Azidobenzylpenicillin. Zum Einsatz gelangen in der Regel die Kaliumsalze.

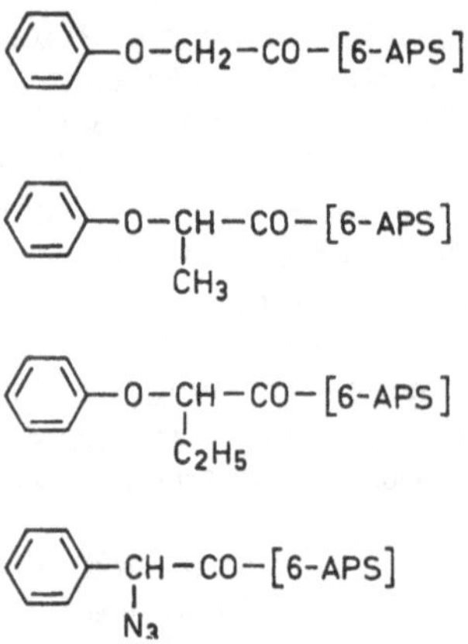

Penicillin V
Phenoxymethylpenicillin

Phenethicillin
Phenoxyethylpenicillin

Propicillin
Phenoxypropylpenicillin

Azidocillin
α-Azidobenzylpenicillin

Abb. 18. Oralpenicilline

6.1.3.2. Wirkung und Indikation

Das Wirkungsspektrum der Oralpenicilline entspricht im wesentlichen dem des Penicillin G. Dies gilt auch für die Empfindlichkeit gegenüber Penicillinase. Lediglich Propicillin und mit Einschränkungen auch Pheneticillin besitzen eine etwas größere Penicillinasestabilität, die jedoch nur eine geringe praktische Bedeutung hat. In der richtigen Dosierung wirken die Oralpenicilline ebenso wie Benzylpenicillin bakterizid, in niedrigen Konzentrationen angewandt, sind sie bakteriostatisch wirksam.

Die Wirkungsintensität von Penicillin V und Azidocillin gegenüber grampositiven sensiblen Keimen entspricht der des Penicillin G, die von Propicillin und Pheneticillin nur etwa 25 bis 50% der Penicillin-G-Wirkung. Azidocillin hat im klassischen Bereich dieser Gruppe gegenüber den anderen Penicillinderivaten keine Vorteile. Sein Wirkungsspektrum umfaßt jedoch zusätzlich *Haemophilus influenzae* und Enterokokken.

Bei penicillinasebildenden Bakterien besteht zwischen den Oralpenicillinen, dem Ampicillin und Penicillin G Parallelresistenz.

Die Serumkonzentrationen nach oraler Gabe sind direkt abhängig von der applizierten Dosis. Im allgemeinen wird eine gute Gewebediffusion erreicht. Die Resorptionsrate liegt zwischen 50 und 75%. Die Halbwertszeit von Penicillin V, Propicillin und

Azidocillin wird mit 30 min und von Pheneticillin mit nur 20 min angegeben. Die Plasmaeiweißbindung beträgt beim Penicillin V 60%, bei Propicillin 80 bis 85%, bei Pheneticillin 80% und bei Azidocillin 85%. Die Ausscheidung der Oralpenicilline erfolgt durch den Urin (Penicillin V 30%, Propicillin 50%, Pheneticillin 30% und Azidocillin 60%). Neben Azidocillin wird mit dem Harn Ampicillin ausgeschieden, das im Körper aus dem Azidocillin entsteht.

Die Oralpenicilline sind wie das Penicillin G wenig toxisch. Günstig beurteilt wird die relativ geringe Allergisierungsrate. Nachteilig ist die bei Magen-Darm-Störungen auftretende unsichere Resorption.

Unter Berücksichtigung des Wirkungsspektrums und der Resistenzverhältnisse ergeben sich folgende Indikationsgebiete: Pneumonien einschließlich Bronchopneumonien, Bronchitis, Tonsillitis, Scharlach, Weichteilinfektionen, wie Furunkel, Karbunkel, Abszesse, Infektionen der Haut, Gonorrhoe. Bei kontinuierlicher Gabe können die Oralpenicilline zur Prophylaxe des Streptokokken-Rheumatismus eingesetzt werden.

6.1.4. Penicillinasefeste Penicilline

6.1.4.1. Allgemeines und Chemie

In größeren klinischen Einrichtungen waren schon im Jahre 1948 etwa 50% der Stämme von *Staphylococcus aureus* resistent gegenüber Penicillin. 1960 waren bereits 80% der Stämme dieses Erregers penicillinresistent. Auch in der Allgemeinpraxis war ein Zunehmen der resistenten Erreger zu beobachten. Wie bereits beschrieben, beruht der Mechanismus der Penicillinresistenz auf der Bildung von Penicillinase, einem Enzym, das den β-Lactamring des Penicillinmoleküls spaltet und somit inaktiviert (Abb. 1). Dieser Sachverhalt führte zur Entwicklung der halbsynthetischen Penicilline mit einer sterisch gehinderten Seitenkette. Die N-Acylreste sind außerordentlich sperrig aufgebaut und besitzen nahe der HN–CO-Gruppierung polare Gruppen. Solche sterischen Blockierungen sind offensichtlich in der Lage, den β-Lactamring vor Angriffen der Penicillinase zu schützen.

Das erste penicillinasestabile Penicillin, das in die Therapie eingeführt wurde, war Methicillin, das 2,6-Dimethoxyphenylpenicillin. Dieses Derivat ist jedoch gegenüber Säuren instabil und kann nur parenteral appliziert werden. Die weitere Entwicklung auf diesem Gebiet führte zu den Isoxazolylpenicillinen Oxacillin, Cloxacillin, Dicloxacillin und Flucloxacillin, die neben ihrer Wirksamkeit gegenüber penicillinasebildenden Staphylokokken auch säurestabil sind und oral verabreicht werden können.

Weitere interessante Strukturen besitzen Chinacillin, Naphcillin und Ancillin, denen ebenfalls sperrige Substituenten eigen sind (Abb. 19).

Die Herstellung dieser halbsynthetischen Penicilline geht von der 6-Aminopenicillansäure aus, die mit dem Säurechlorid der für die Seitenkette vorgesehenen Säure umgesetzt wird. Auch hier liegen ebenso wie bei den Oralpenicillinen die Besonderheiten und Schwierigkeiten in der Synthese der Seitenkette.

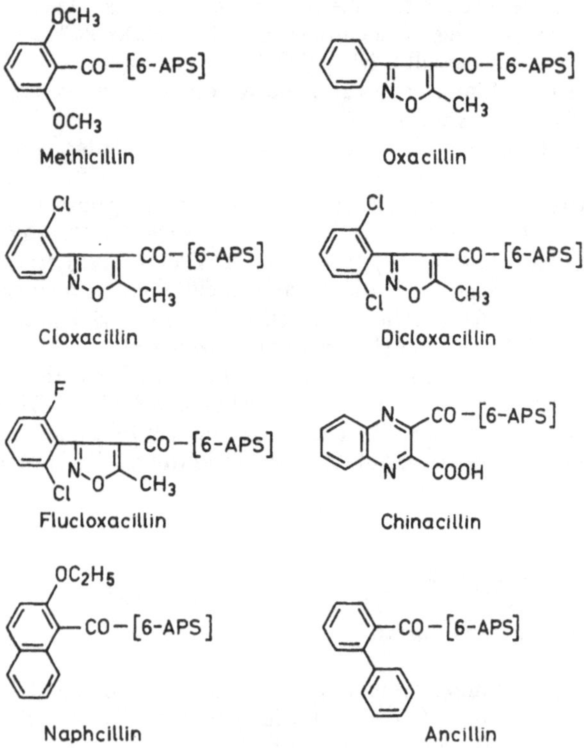

Abb. 19. Penicillinasefeste Penicilline (Staphylokokkenpenicilline)

6.1.4.2. *Wirkung und Indikation*

Die penicillinasefesten Penicilline, auch Staphylokokkenpenicilline genannt, haben gegenüber penicillinasebildenden Staphylokokken eine starke Wirksamkeit. Ihre Wirkung gegenüber Penicillin-G-empfindlichen Keimen, wie Streptokokken, Pneumokokken und auch Penicillin-G-empfindlichen Staphylokokken, entspricht nur etwa 10% der Wirkung des Penicillin G. Daher stellen diese und auch andere grampositive Keime eine primäre Indikation für Penicillin G dar. Ihre Wirkungsweise entspricht der des Penicillin G, d. h., die penicillinasefesten Penicilline wirken in der richtigen Dosierung bakterizid. Die Resorption nach oraler Gabe liegt zwischen 50 und 70%. Methicillin ist säureinstabil und kann deshalb nicht oral appliziert werden. Die maximalen Blutspiegelwerte werden im allgemeinen nach 1 bis 2 h erreicht. Einige Beispiele zur Plasmaeiweißbindung: Oxacillin 88%, Cloxacillin 96%, Dicloxacillin 96%, Flucloxacillin 97%. Weiterhin ist diesen Penicillinen eine geringe Liquorgängigkeit eigen; die Halbwertszeiten liegen zwischen 25 und 45 min.

Die Nebenwirkungen der Staphylokokkenpenicilline entsprechen im wesentlichen denen des Penicillin G. Methicillin ist in hoher Dosierung nierenschädigend, es wird auf Grund der günstigeren Eigenschaften der neueren Penicillinderivate kaum noch angewandt. Bei der parenteralen Applikation von Dicloxacillin treten lokale Reizerscheinungen auf, die beim Oxacillin und Flucloxacillin geringer sind. Die übliche Applikation der Staphylokokkenpenicilline ist oral, beim Oxacillin oral oder parenteral.

Als Indikationen werden Erkrankungen, die durch Penicillin-G-resistente Staphylokokken verursacht werden, angegeben. Dazu gehören septische Krankheitsbilder, Endokarditis, Infektionen der Atemwege, Mastitis, Harnwegsinfektionen, Infektionen des Nasen-Rachen-Raumes.

6.1.5. *Breitspektrumpenicilline*

6.1.5.1. *Allgemeines und Chemie*

Zu den Breitspektrumpenicillinen gehören die Aminopenicilline (Abb. 20), Carbenicillin (Abb. 21) sowie ein dem Carbenicillin sehr ähnliches Derivat, das Sulbenicillin, das statt der Carboxylgruppe des Carbenicillins eine Sulfonsäuregruppe aufweist. Die

Aminopenicilline besitzen an dem der Carbonylgruppe der Seitenkette benachbarten Kohlenstoffatom eine Aminogruppe. Das gegenwärtig bekannteste Derivat ist das Ampicillin, das D-(—)-α-Aminopenicillin, das als erstes Derivat dieser Gruppe in die klini-

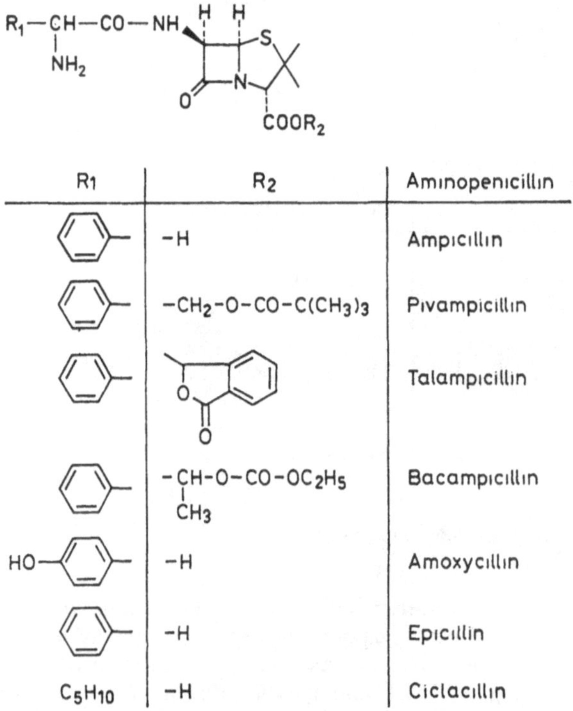

Abb. 20. Aminopenicilline

sche Praxis eingeführt wurde. Es nimmt unter den Penicillinen eine Sonderstellung ein, da es auch gegen eine Anzahl gramnegativer Erreger wirksam ist (Salmonellen, Shigellen, Enterokokken), aber nicht gegen Pyocyaneus. Vom Ampicillin wurden in jüngster Zeit dessen Ester Pivampicillin, Talampicillin und Bacampicillin synthetisiert.

Die größte Bedeutung aus dieser Reihe wird dem Amoxycillin zukommen, da es offensichtlich echte Vorteile gegenüber Ampicillin hat. Als weitere Neueinführungen sind Epicillin und Ciclacillin zu erwähnen. Epicillin entspricht in seiner Wirkung dem Ampicillin und hat pharmakokinetisch keine besonderen Vorteile aufzuweisen. Ciclacillin kann gegenwärtig noch nicht endgültig beurteilt werden. Ein älteres Derivat, Hetacillin, ist wegen seiner Hepatotoxizität heute bereits als überholt anzusehen.

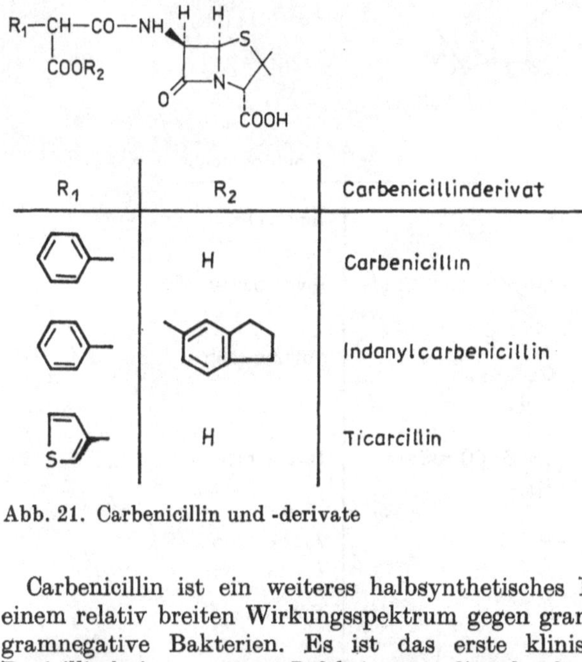

Abb. 21. Carbenicillin und -derivate

Carbenicillin ist ein weiteres halbsynthetisches Penicillin mit einem relativ breiten Wirkungsspektrum gegen grampositive und gramnegative Bakterien. Es ist das erste klinisch wirksame Penicillinderivat gegen Infektionen, die durch *Pseudomonas aeruginosa* verursacht werden. Der Wirkungsbereich ist generell in Richtung der gramnegativen Erreger verschoben. Dabei sind insbesondere noch *Proteus*-Stämme und *Haemophilus influenzae* zu nennen. Carbenicillin kann nur parenteral verabreicht werden. Dieser Nachteil sollte durch die Entwicklung seines Indanyl- bzw. Phenylesters ausgeglichen werden. Die dabei erzielte Resorptionsrate von 35 bis 40% kann jedoch nicht im vollen Umfange befriedigen. Es werden zwar hohe Urinspiegel erreicht, die Serumkonzentration bleibt jedoch unter den für eine erfolgreiche Behandlung schwerer Infektionen notwendigen Werten, so daß eine Resistenzentwicklung begünstigt werden kann. Ein weiteres Carbenicillinderivat ist Ticarcillin, das eine höhere antibakterielle

Aktivität gegen *Pseudomonas aeruginosa* als das Carbenicillin besitzt.

Bei dem neuen Penicillin Temocillin befindet sich am C-Atom 6 eine Methoxygruppe. Diese schirmt den β-Lactamring von oben ab und erhöht auf diese Weise – wie bei den Cephamycinen die β-Lactamasestabilität. Temocillin ist weniger gegen grampositive, sondern vorzugsweise gegen gramnegative Keime wirksam. Es wird bei Harnwegsinfektionen und Gonnorrhoe eingesetzt.

Für die Synthese des Ampicillins, die ebenfalls wie die der anderen halbsynthetischen Penicilline von 6-Aminopenicillansäure ausgeht, ist es notwendig, die Aminogruppe der Seitenkette vor der Acylierung der 6-APS zu schützen. Dabei wird die unterschiedliche Basizität der beiden Aminogruppen (die der 6-APS und die der Seitenkette) ausgenützt. Die schützende Gruppe muß so beschaffen sein, daß sie durch milde Hydrolysebedingungen leicht wieder abgespalten werden kann. Es sind auch Verfahren bekannt, in denen die Aminogruppe der Seitenkette nachträglich in das Molekül eingeführt wurde. Dies kann beispielsweise durch Reduktion der Azidogruppe des Azidocillins mit Raney-Nickel als Katalysator geschehen. Das Carbenicillin besitzt in der Seitenkette eine stark polare Gruppe, die die Wirksamkeit beeinflußt.

6.1.5.2. *Wirkung und Indikation*

Im Gegensatz zu Penicillin G und V zeigen die Aminopenicilline eine bedeutende Aktivität gegenüber gramnegativen Keimen. Dagegen werden sie wie Penicillin G oder V durch Penicillinase zerstört, so daß sie gegenüber Staphylokokken unwirksam sind. Auch die meisten Stämme von *Klebsiella* und *Pseudomonas* sind resistent. Ampicillin ist auf Grund seiner vielseitigen Einsetzbarkeit eines der meistgebrauchten Antibiotika geworden.

Die wichtigste Eigenschaft des Carbenicillins ist seine Wirkung gegen *Pseudomonas aeruginosa*. Es ist darüber hinaus ein *Pyocyaneus*- und *Proteus*-Penicillin.

Die Breitspektrumpenicilline wirken durch Hemmung der Zellwand-Mukopeptidsynthese bakterizid. Sie haben gegen grampositive Keime eine geringere Wirkungsintensität als Penicillin G. Es besteht ihnen gegenüber eine partielle Parallelresistenz bei gramnegativen Stäbchen.

Obwohl Ampicillin auch oral appliziert wird, beträgt seine Resorption nur 40 bis 50%. Die Ester des Ampicillins haben eine bessere Resorptionsquote aufzuweisen. Beim Pivampicillin ist jedoch festzustellen, daß dieser Ester toxischer ist als die übrigen Penicilline. Die therapeutische Sicherheit ist abhängig von der Hydrolyse im Körper, bei der u. a. Trichloressigsäure und Formaldehyd auftreten. Amoxycillin wird nach peroraler Gabe sehr gut resorbiert, wobei die Resorption vom Füllungszustand des Magens praktisch nicht beeinflußt wird.

Die Toxizität der Aminopenicilline und des Carbenicillins entspricht der des Penicillin G und ist somit sehr gering.

Bei der oralen Therapie werden mitunter Störungen des Magen-Darm-Traktes beobachtet. Die Allergiefrequenz entspricht der des Penicillin G.

Als Indikationen werden für die Aminopenicilline Erkrankungen, die u. a. durch Enterokokken, Salmonellen und *Escherichia coli* verursacht werden, angegeben. Carbenicillin wird bei Harnwegsinfektionen, hervorgerufen durch sensible *Pseudomonas pyocyanea*-Stämme und *Proteus*-Arten, eingesetzt.

6.1.6. Neuere Penicillinderivate

6.1.6.1. Allgemeines und Chemie

In jüngster Zeit wurde in der Literatur über neue interessante Strukturen, die sich vom Penicillin bzw. der 6-Aminopenicillansäure ableiten, berichtet. Es handelt sich dabei zum einen um zwei neue halbsynthetische Penicilline mit originellen Seitenketten: Azlocillin und Mezlocillin (Abb. 22) und zum anderen um 6-Amidino-penicillansäurederivate: Mezillinam und Pivmezillinam (Abb. 23). Diese neue Gruppe von β-Lactam-Antibiotika wurde 1972 von LUND und TYBRING synthetisiert. Mezillinam ist von den aus dieser Reihe hergestellten Substanzen die aktivste Verbindung. Oral appliziert ist sie unwirksam auf Grund der fehlenden Resorption. Durch Veresterung des Mezillinam mit einer Pivaloyloxymethylgruppe wird die Verbindung oral wirksam und unter dem Einfluß unspezifischer Esterasen zu Mezillinam hydrolisiert.

Eine interessante Struktur besitzt das Thienamycin (Abb. 24), das zu den Carbapenemen gehört; es enthält einen β-Lactamring, unterscheidet sich jedoch signifikant von den Penicillinen, Cephalosporinen und Cephamycinen. Bei Routineuntersuchungen

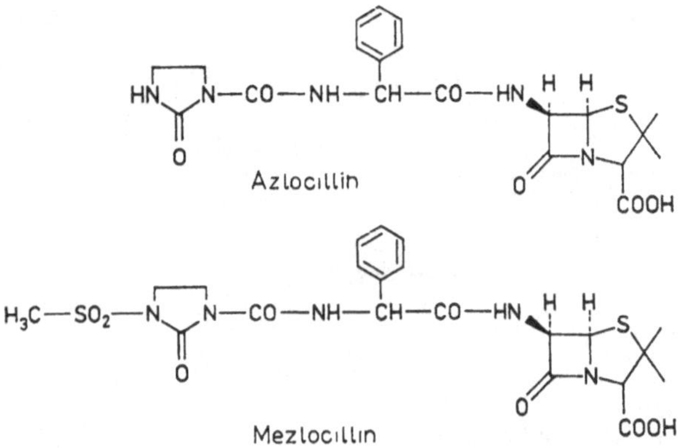

Abb. 22. Neue halbsynthetische Penicilline

wurde Imipenem, ein Derivat des Thienamycin, entdeckt, das die Zellwandsynthese bei Bakterien hemmt und bereits klinisch mit Erfolg eingesetzt wird.

Imipenem ist chemisch N-Formimidoyl-Thienamycin und wird aus dem Thienamycin, das durch *Streptomyces cattleya* gebildet wird, hergestellt.

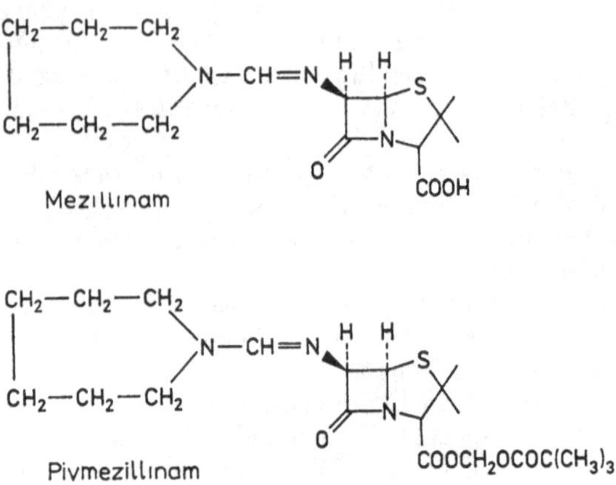

Abb. 23. Amidinopenicilline

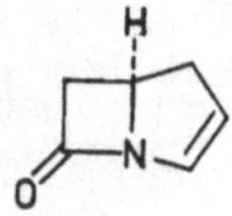

Carbapenem

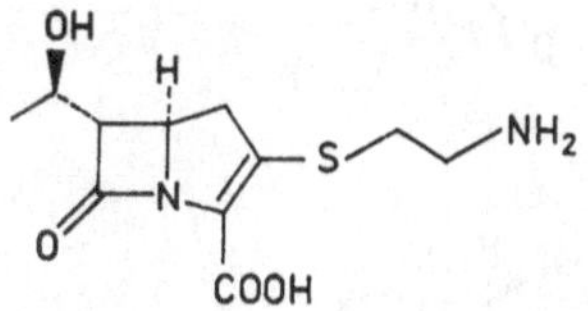

Thienamycin

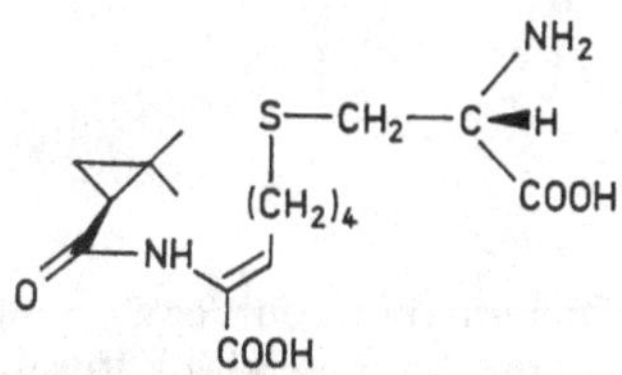

Cilastatin

Abb. 24. Carbapeneme und Cilastatin

6.1.6.2. Wirkung und Indikation

Azlocillin ist ein parenteral anwendbares halbsynthetisches Penicillin, dessen Wirkungsspektrum wichtige gramnegative Erreger umfaßt. Auffallend ist die hohe *in vitro*-Aktivität gegenüber *Pseudomonas*-Bakterien. Azlocillin wird deshalb als Spezialantibiotikum zur Behandlung von *Pseudomonas*-Infektionen empfohlen.

Mezlocillin ist ein ebenfalls parenteral anwendbares Penicillin, dessen Wirksamkeit sich *in vitro* über das gesamte Bakterienspektrum erstreckt. Ausgenommen sind dabei die penicillinasebildenden Bakterien. Auf Grund seines breiten Spektrums, das auch gramnegative Problemkeime umfaßt (*Klebsiella*, *Proteus*, *Pseudomonas*), wird erwartet, daß diese Verbindung eine Lücke unter den vorhandenen Antibiotika ausfüllen könnte.

Mezillinam hat eine Reihe von Eigenschaften, die bei den bisher beschriebenen Antibiotika, speziell den Penicillinderivaten, unbekannt sind. Dies gilt sowohl für den Wirkungsmechanismus als auch für das antibakterielle Spektrum. Während Mezillinam gegen Staphylokokken, Enterokokken und Neisseria wenig wirksam ist, erweist es sich gegen *Enterobacteriaceae* 10- bis 20mal wirksamer als Ampicillin. Bei oraler Applikation des Pivmezillinams werden innerhalb der ersten sechs Stunden 50% der applizierten Dosis wieder mit dem Harn ausgeschieden.

Das Wirkungsspektrum des Imepenem soll breiter sein, als das von jedem anderen bisher untersuchten Antibiotikum. Die Substitution des in den Ringsystemen der meisten β-Lactam-Antibiotika enthaltenen Schwefelatoms durch eine Methylengruppe macht Imipenem gegen die Proteine der Bakterienzellwand reaktionsfähiger und erhöht so dessen bakterizide Wirkung. Eine weitere Besonderheit besteht darin, daß die Hydroxyethyl-Seitenkette des Imipenem in trans-Konfiguration an den β-Lactamring gebunden ist. Diese Konfiguration, die sich von der der Penicilline und Cephalosporine unterscheidet, verleiht dem Imipenem eine hohe Stabilität gegen bakterielle β-Lactamasen.

Imipenem wird in der Regel in Kombination mit Cilastatin (Abb. 24) angewandt. Cilastatin ist selbst nicht antibakteriell wirksam, ist jedoch ein Hemmer der Dehydropeptidase I, die das Imipenem rasch inaktivieren würde. Cilastatin beeinflußt in der Tubuluszelle ferner den Transport von Imipenem aus dem Plasma und vermindert auf diese Weise Kumulationsgefahr und nephrotoxische Wirkung.

6.2. *Cephalosporine*

6.2.1. *Allgemeines*

Im Jahre 1945 entdeckte der italienische Mikrobiologe Brotzu bei der Untersuchung der Meerwasserflora Mikroorganismen mit einer ausgeprägten antibakteriellen Aktivität, die auf Nähragar oder in flüssigen Nährmedien Stoffe produzieren, die die Entwicklung zahlreicher Mikroorganismen hemmen.

1948 wurde festgestellt, daß es sich bei der von Brotzu isolierten Kultur um *Cephalosporium salmosynnematum* handelt, das mehrere Antibiotika produziert, u. a. Cephalosporin C und ein Antibiotikum mit Steroidstruktur (Cephalosporin P). Bedeutungsvoll für die Arzneimittelindustrie, speziell die Antibiotikasynthese, ist Cephalosporin C. Neben dem oben erwähnten Produzenten sind noch folgende Cephalosporin-C-Bildner interessant: *Cephalosporium acremonium*, *Emericellopsis* und *-Streptomyces*-Stämme.

Zwischen Cephalosporin C und den Penicillinen gibt es strukturelle Ähnlichkeiten. Identisch ist der β-Lactamring. Die Acylseitenkette der halbsynthetischen Penicilline wird im Cephalosporin C durch einen Aminoadipinsäurerest vertreten. Der 5gliedrige Thiazolidinring des Penicillinkerns ist bei den Cephalosporinen ein 6gliedriger Dihydrothiazinring.

Die Cephalosporine wirken wie die Penicilline bakterizid. Auch den Wirkungsmechanismus — Hemmung der bakteriellen Zellwandsynthese — haben sie mit den Penicillinen gemeinsam. In der Wirkung auf grampositive Keime sind die einzelnen Cephalosporine nahezu gleichwertig. Gegenüber gramnegativen Erregern bestehen zwischen den Cephalosporinen in der antibakteriellen Aktivität beträchtliche Unterschiede. Unterschiede sind auch in der Pharmakokinetik (Resorption, Halbwertszeit, Metabolisierung, Eiweißbindung, Ausscheidung) festzustellen.

6.2.2. *Chemie*

Einer der wichtigsten Ausgangsstoffe für die Synthese von Cephalosporinderivaten ist das Cephalosporin C (Abb. 11), das auf fermentativem Wege gewonnen wird. Die Totalsynthese der Cephalosporine ist möglich, hat jedoch bis heute noch keine industrielle Bedeutung.

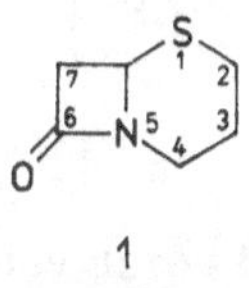

1

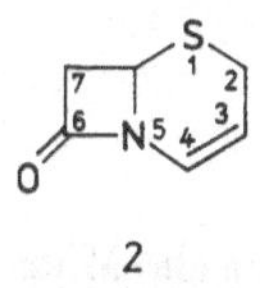

2

Abb. 25. Cepham (1)- und Cephem (2)-struktur

Die Nomenklatur der Cephalosporine wird auf das Cepham- bzw. Cephem-Grundgerüst zurückgeführt (Abb. 25).

Mit Hilfe der Röntgenstrukturanalyse wurde nachgewiesen, daß die räumliche Struktur der β-Lactamringe in den Penicillinen und Cephalosporinen identisch ist.

Die mikrobiologische Aktivität der einzelnen Cephalosporine wird durch den oder die eingeführten neuen Substituenten bestimmt. Zur Steigerung der antibakteriellen Wirksamkeit wurde eine Vielzahl chemischer Reaktionen mit unterschiedlichem Erfolg durchgeführt. Dazu bieten sich prinzipiell folgende Möglichkeiten an:

- Reaktionen am S-Atom,
- Modifizierung der Substituenten an den C-Atomen 2, 3 und 7,
- Reaktionen an der endocyclischen Doppelbindung,
- Reaktionen der Carboxylgruppe,
- Entacylierung,
- Acylierungen.

Als Reaktion am S-Atom wurde die Sulfoxydation angewandt, die zwar eine interessant erscheinende Umlagerung der Doppelbindung von Stellung 2 in Stellung 3 zur Folge hatte, aber zu keiner attraktiven biologischen Wirkung führte.

Die Reaktionsfähigkeit des C-Atoms 2 in 3-Cephemderivaten ist in der Allylstellung zur Doppelbindung im Dihydrothiazinring begründet. Es gelang 2-Methyl- und 2-Methylencephalosporine zu synthetisieren, auf deren Grundlage 2-Thiomethyl- und 2-Thiomethylenderivate hergestellt wurden. Diese Verbindungen zeigten Aktivität gegenüber dem penicillinresistenten *Staphylococcus aureus*; sie sind aber nicht in die Praxis eingeführt worden.

Am C-Atom 3 ist die Desacetoxylierung des Cephalosporin C durch Hydrogenolyse interessant. Von vielen Desacetoxycephalosporinen hat sich das Cephaloridin als am wirksamsten erwiesen. In 7-Stellung substituierte Cephalosporine sind weniger aktiv als die nichtsubstituierten Derivate.

Reaktionen an der endocyclischen Doppelbindung führten zu biologisch inaktiven Verbindungen. Die Carboxylgruppe zeigt die für diese Gruppe charakteristischen Reaktionen. Ihre Ester besitzen eine äußerst geringe biologische Aktivität.

Die Entacylierung unter Freisetzung der Aminogruppe und Bildung der 7-Aminocephalosporansäure ist für die Synthese der wirksamen Cephalosporine sehr bedeutungsvoll.

Acylierungen, mit dem Ziel der Einführung origineller Seitenketten, haben zu einer Vielzahl praxisrelevanter Arzneimittel geführt.

6.2.3. *Mikrobiologie*

Ebenso wie die Penicilline greifen die Cephalosporine in das letzte Stadium der Mureinsynthese der Bakterien ein. In diesem Stadium erfolgt die Quervernetzung der Glykopeptidstränge. Diese wird spezifisch gehemmt, indem die dazu notwendige Transpeptidase irreversibel mit dem β-Lactamring der Cephalosporine verbunden wird. Das bedeutet, daß die Wirkung der Cephalosporine nur während des Mureinstoffwechsels, d. h. bei sich vermehrenden Zellen eintritt.

Eine Inaktivierung der Cephalosporine erfolgt wie bei den Penicillinen durch β-Lactamasen-bildende Erreger. Folgende Keimarten sind gegen Cephalosporine im allgemeinen sensibel:

Diplococcus pneumoniae,
Streptococcus pyogenes,
Brucellen,
Treponemen.

Enterokokken und *Pseudomonas aeruginosa* beispielsweise sind gegenüber Cephalosporinen resistent.

Ein besonderes Indikationsgebiet für die Cephalosporine stellen Infektionen dar, die durch Enterobakterien hervorgerufen werden.

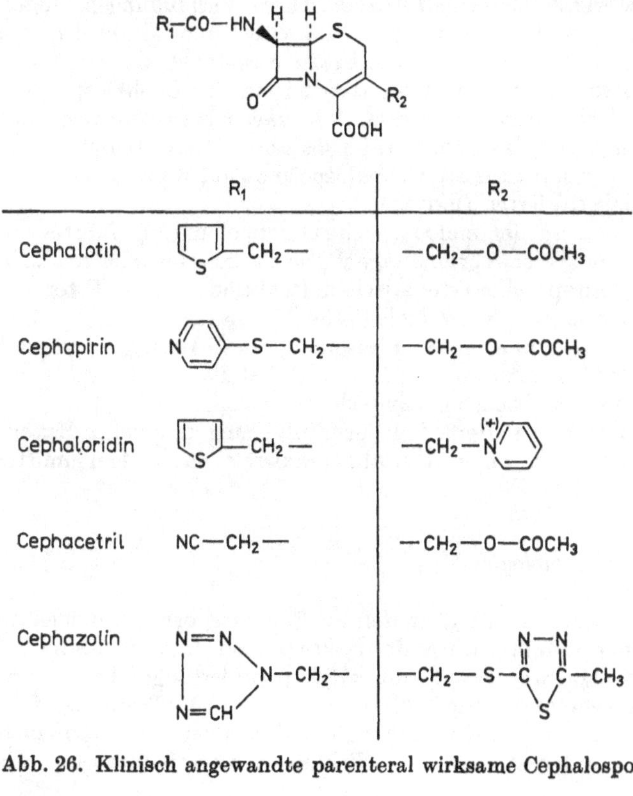

Abb. 26. Klinisch angewandte parenteral wirksame Cephalosporine

Jedoch ist auch hier bei ca. 20% der Stämme mit Resistenzerscheinungen zu rechnen.

Cephalosporine gehören zu den gut verträglichen Antibiotika.

6.2.4. *Spezielle ausgewählte praxisrelevante Cephalosporine*

6.2.4.1. *Allgemeines*

In den zurückliegenden Jahren sind ähnlich wie auf dem Gebiet der halbsynthetischen Penicilline zahlreiche Derivate der Cephalosporansäure entwickelt worden, die im klinischen Bereich zum großen Teil eine breite Anwendung finden, aber auf Grund der Resistenzproblematik zunächst als Antibiotika der 2. Reihe angesehen werden sollten.

Zu den schon seit längerem in die Praxis eingeführten parenteral wirksamen Cephalosporinen gehören Cephalotin, Cephapirin, Cephaloridin, Cephacetril und Cephazolin (Abb. 26) sowie die ebenfalls schon seit etwa 10 Jahren bekannten oralwirksamen Cephalosporine Cephalexin und Cephradin, das auch parenteral ange-

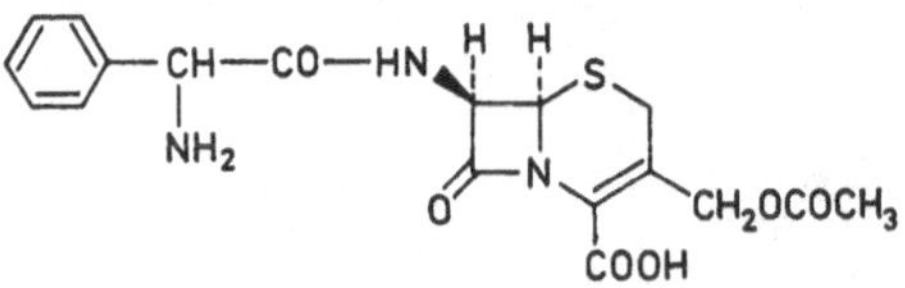

Cephaloglycin

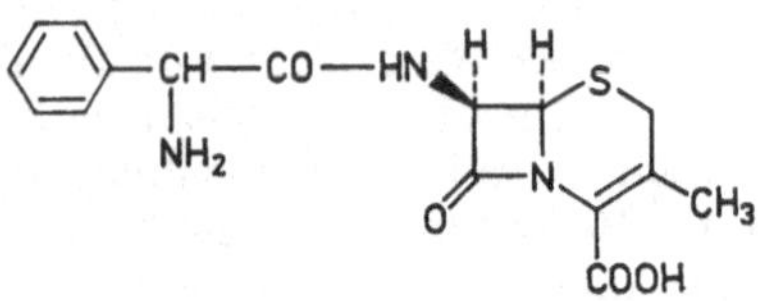

Cephalexin

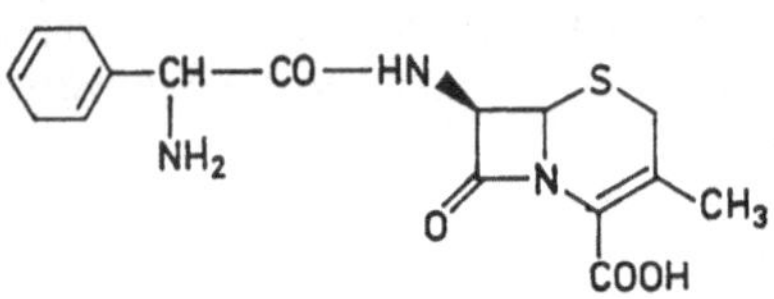

Cephradin

Abb. 27. Klinisch angewandte oral wirksame Cephalosporine

wendet werden kann. Das erste oralwirksame Cephalosporin, das Cephaloglycin, zeigte sehr geringe MHK-Werte (*MHK* = *M*inimale *H*emm*k*onzentration, im angelsächsischen Sprachraum MIC abgekürzt) und wird kaum noch eingesetzt (Abb. 27). Eine Reihe relativ neuer Cephalosporine ist in Abb. 28 zusammengestellt. In jüngster Zeit wurden Cephotaxim, Cephtazidin, Cephotiam und Cephmenoxim in die klinische Praxis eingeführt.

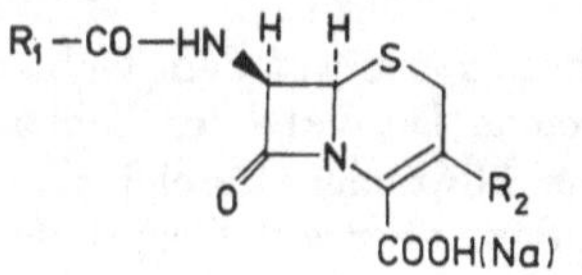

Abb. 28. Neuere Cephalosporine (Fortsetzung s. S. 57)

Es wurde bereits darauf hingewiesen, daß das antibakterielle Spektrum der Cephalosporine untereinander nahezu identisch ist. Es sind gewisse Unterschiede in der Stabilität gegenüber β-Lactamasen zu verzeichnen. Wesentlich sind die Abweichungen auf pharmakokinetischem Gebiet: Resorption, Halbwertszeit, Eiweißbindung, Höhe der Serum- und Gewebsspiegel, Metabolisierung, Ausscheidung.

6.2.4.2. *Chemie*

Ausgangsprodukt für die Synthese der meisten Cephalosporinderivate ist das auf fermentativem Wege zugängliche Cephalosporin C. Seine Isolierung erfolgt auf extraktivem oder adsorptivem Wege oder auch durch Fällung. Für die Chemie der Cephalosporine waren die vorliegenden Erfahrungen, die bei den Penicillinen gesammelt werden konnten, von großer Bedeutung. Dazu gehört auch die Hydrolyse des Penicillin G zu 6-Aminopenicillansäure. In Analogie zu dieser Reaktion steht die bisher nur auf chemischem Wege mögliche Spaltung des Cephalosporin C zur 7-Aminocephalosporansäure. Hierfür werden in der Praxis vorzugsweise folgende zwei Verfahren angewandt:

– Abbau nach Morin,
– Iminochlorid-Methode.

Der Abbau nach Morin ist im wesentlichen eine Labormethode, die über ein Diazoniumsalz als Zwischenprodukt, das in guter

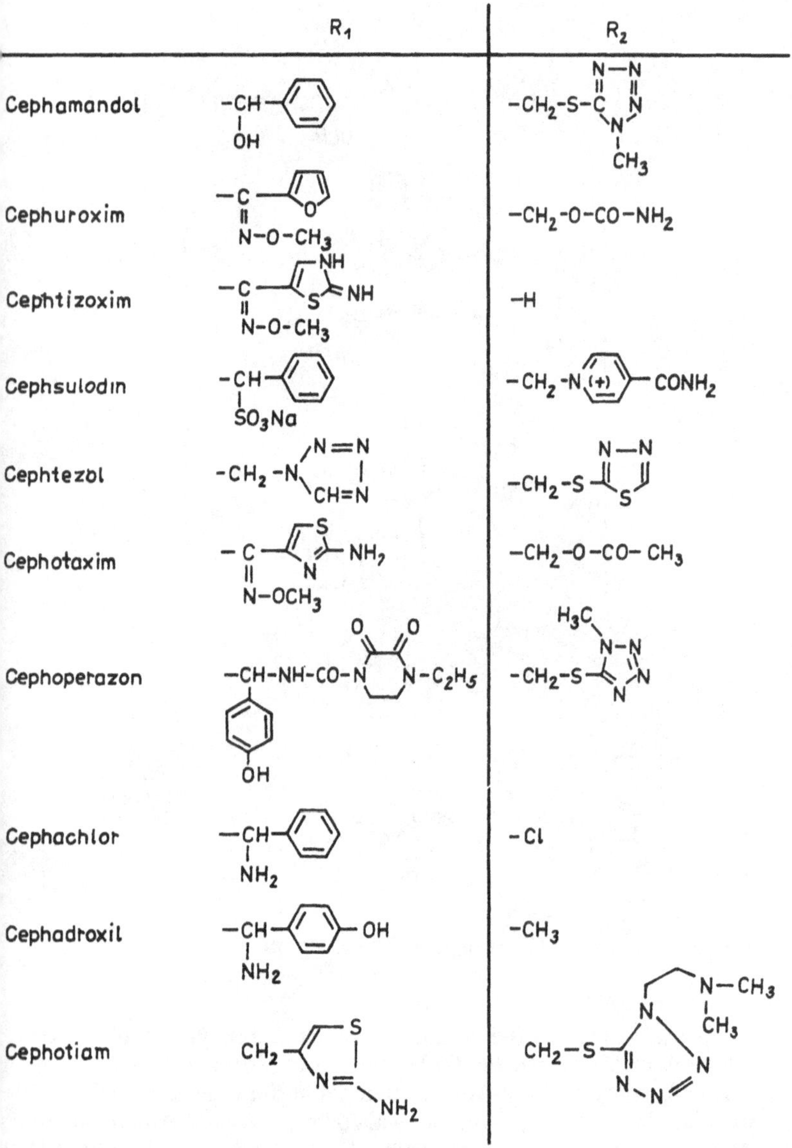

Abb. 28 (In Verbindung mit Formelbild S. 56)

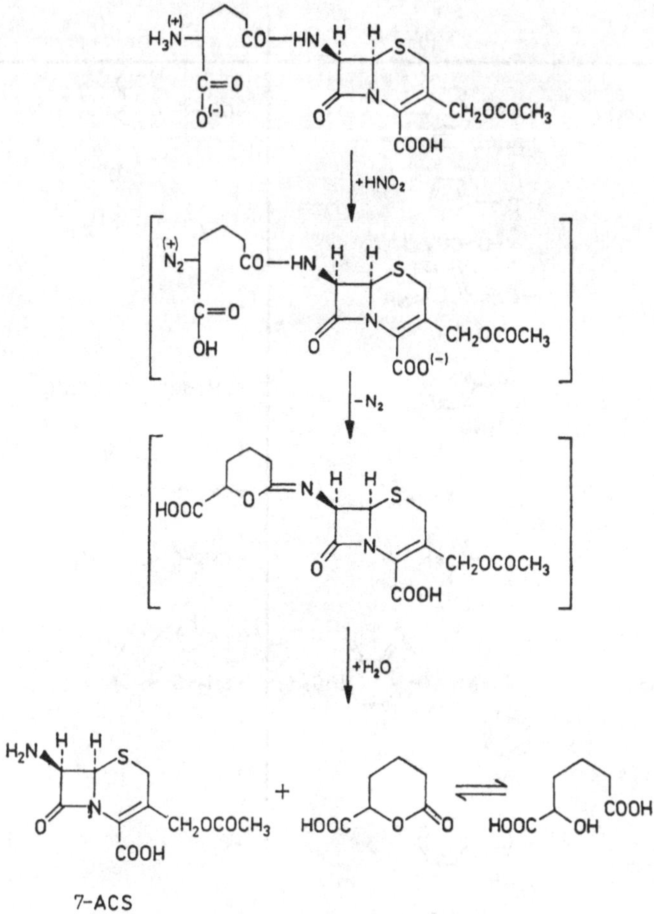

Abb. 29. Abbau von Cephalosporin C nach Morin

Ausbeute (40%) 7-ACS ergibt, verläuft (Abb. 29). Das praxisrelevantere Verfahren ist die Iminochlorid-Methode (Abb. 12).

Zur Acylierung der 7-ACS werden die in der organischen Chemie üblichen Methoden — Säurechloride oder gemischte Anhydride als Acylierungsmittel — angewandt. Diese Verfahren hatten sich bereits bei der Synthese halbsynthetischer Penicilline bewährt.

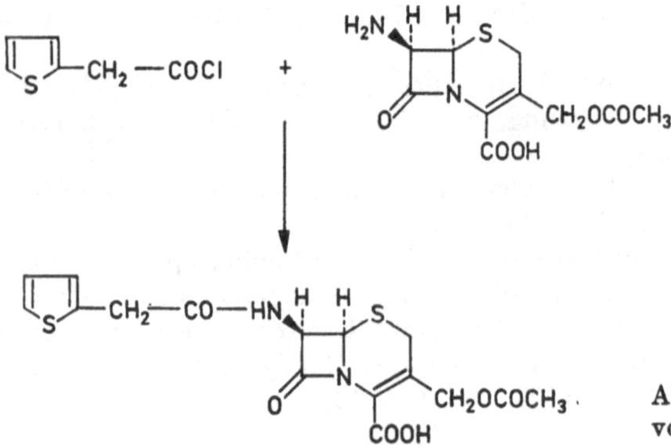

Abb. 30. Synthese von Cephalotin

So entsteht beispielsweise Cephalotin durch Umsetzung von 7-ACS mit Thienylacetylchlorid nach SCHOTTEN-BAUMANN (Abb. 30).

Beim Cephazolin wird zunächst das Natriumsalz der 7-ACS mit 1-(1H)-Tetrazolylacetylchlorid umgesetzt und anschließend die

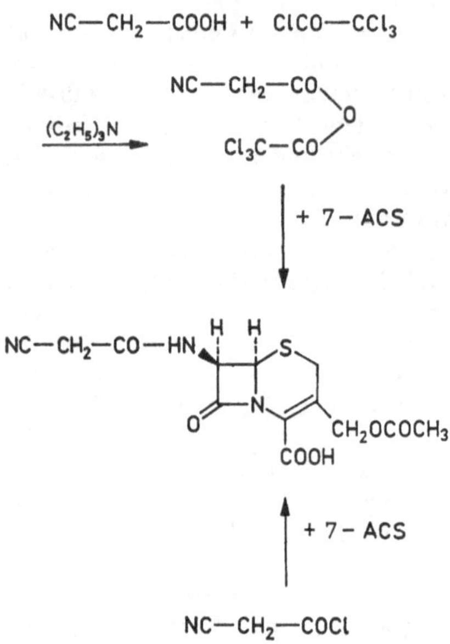

Abb. 31. Synthesen von Cephacetril

Acetoxygruppe gegen 2-Mercapto-5-methyl-1,3,4-thiadiazol ausgetauscht (Abb. 13).

Cephacetril wird mit Hilfe eines gemischten Anhydrids oder durch einfache Umsetzung von 7-ACS mit Cyanacetylchlorid gewonnen (Abb. 31).

Die Herstellung der übrigen hier nicht angeführten Cephalosporine erfolgt in analoger Weise.

Die Strukturformeln der oral wirksamen Cephalosporine sind in Abb. 27 zusammengestellt. Während Cephaloglycin und Cephradin durch Acylierung von 7-ACS hergestellt werden, wird Cephalexin technisch durch Ringerweiterung des Benzylpenicillins synthetisiert (siehe Abschn. 5.3.2.2. und Abb. 14).

6.2.4.3. Wirkung und Indikation

Nachstehend werden die für die einzelnen Cephalosporine bekannten Wirkungsspektren, ihre Pharmakokinetik und Indikationen miteinander verglichen.

Cephalotin besitzt ein breites antibakterielles Spektrum. Es ist gegen eine Vielzahl grampositiver und gramnegativer Erreger wirksam. Dabei werden auch penicillinasebildende Staphylokokken erfaßt. Es wirkt ebenso wie die anderen Cephalosporine bakterizid. Nach der Applikation von Cephalotin sind hohe Nierengewebs- und Harnkonzentrationen nachweisbar. Es ist selbst bei sehr hoher Dosierung praktisch nicht toxisch. Es soll frei von nephrotoxischen Nebenwirkungen sein und kann deshalb risikolos urämischen Patienten verabfolgt werden. Mit Penicillinen ist keine generelle Kreuzallergie festgestellt worden.

Cephalotin ist indiziert bei schweren Infektionen, wie Sepsis, Endokarditis, Myokarditis und Meningitis, bei Infektionen der Atemwege (Pneumonie, Bronchitis), Infektionen der Harnwege (Pyelonephritis, Zystitis, Prostatitis) sowie Osteomyelitis, Verbrennungen und Wundinfektionen. Auf Grund seiner guten Verträglichkeit ist Cephalotin auch für einen Einsatz in der Pädiatrie geeignet.

Die antibakterielle Aktivität des Cephapirin umfaßt grampositive und gramnegative Erreger. Für seinen Einsatz in der Therapie werden im wesentlichen die gleichen Indikationen wie für Cephalotin angegeben.

Cephaloridin besitzt zwar eine hohe antibakterielle Aktivität gegenüber grampositiven und gramnegativen Erregern, hat darüber hinaus hohe Serumspiegel, eine akzeptable Halbwertszeit von 1,5 h, ein hohes Verteilungsvolumen, eine geringe Serumeiweißbindung, eine gute lokale Verträglichkeit, aber eine sehr ausgeprägte nephrotoxische Wirkung.

Cephacetril besitzt im Vergleich zu den anderen parenteral wirksamen Cephalosporinen die niedrigste antibakterielle Aktivität im Serum. Seine Halbwertszeit ist mit einer Stunde doppelt so lang wie die des Cephalotin. Die Serumeiweißbindung ist mit ca. 30% niedrig. Es wird eine außerordentlich gute Liquorgängigkeit und damit eine Anwendungsmöglichkeit auch bei Meningitis angegeben.

Cephazolin ist ein bakterizides Breitspektrum-Antibiotikum und zeichnet sich durch seine Wirkung auf eine große Anzahl grampositiver und gramnegativer Keime aus. Infektionen, die durch *Escherichia coli* und Klebsiellen verursacht werden, werden von Cephazolin besser beherrscht als von Cephalotin. Die Blutspiegelwerte liegen doppelt so hoch wie die des Cephaloridin und 4- bis 6mal höher als die des Cephalotin. Die Halbwertszeit wird mit etwa 2 h angegeben. Sie ist somit relativ lang. Die Eiweißbindung liegt bei 80% und ist die höchste von allen bekannten Cephalosporinen. Die Liquorgängigkeit ist sehr gering, die Nephrotoxizität geringer als die des Cephaloridin. Die lokale Verträglichkeit wird ebenfalls günstig beurteilt. Eingesetzt wird es vorzugsweise bei Harnwegsinfektionen, bei gynäkologischen Infektionen und bei bakterieller Endokarditis.

In Tab. 1 werden die beschriebenen Cephalosporine in einigen für die Beurteilung wichtigen Parametern miteinander verglichen.

Tabelle 1
Vergleich pharmakokinetischer und klinischer Daten ausgewählter Cephalosporine

	Cephaloridin	Cephalotin	Cephapirin	Cephazolin	Cephradin	Cephacetril
Antibakterielle Aktivität	+++	++	++	+++	+	++
Eiweißbindung (%)	10–20	65	45–55	85	6	40
Halbwertszeit (min)	90	30	45	120	45	60
Lokale Verträglichkeit	gut	schlecht	schlecht	gut	gut	schlecht
Nephrotoxität	+++	+	+	++	++	++

Die ersten in die Therapie eingeführten Cephalosporine (Cephalotin und Cephaloridin) hatten nur bei parenteraler Applikation die entsprechende Wirkung. Diese Tatsache war dafür entscheidend, daß nach Derivaten der 7-Aminocephalosporansäure gesucht wurde, die bei gleichem oder besserem Wirkungsspektrum auch oral appliziert werden können. Das erste Cephalosporin in dieser Richtung wâr das Cephaloglycin, dessen MHK-Werte für eine klinische Anwendung zu gering waren. Als erstes vollwertiges Erzeugnis wurde Cephalexin in Verkehr gebracht, das auch heute noch eine große Bedeutung besitzt. Es wurde später durch Cephradin, das sowohl oral als auch parenteral appliziert werden kann, ergänzt.

Cephalexin wirkt *in vitro* sowohl gegen grampositive als auch gegen gramnegative Erreger. Seine Wirkungsweise ist bakterizid. Das Wirkungsspektrum des Cephradin gleicht im wesentlichen dem des Cephalexin. Beide Cephalosporine sind relativ gut gegen Staphylokokken und Streptokokken wirksam, jedoch schwächer als beispielsweise Cephalotin. Sie sind nicht wirksam gegen *Pseudomonas* sowie die meisten Stämme von *Aerobacter*, *Proteus* und *Klebsiella*.

Nach oraler Gabe ist eine nahezu vollständige Resorption mit Blutspiegelmaxima nach 1 bis 2 h zu verzeichnen. Die Halbwertszeit beträgt beim Cephalexin 60 min und beim Cephradin 30 min. Die Eiweißbindung im Blut wird bei Cephalexin mit 12% und bei Cephradin mit 6% angegeben.

Beide Cephalosporinderivate werden bei bakteriellen Erkrankungen der Atem- und Harnwege sowie der Haut, die durch cephalosporinempfindliche Erreger verursacht werden, eingesetzt.

Von den neueren Cephalosporinen (Abb. 28) ist die antibakterielle Aktivität vom Cephamandol der des Cephuroxims sehr ähnlich: beide besitzen eine relativ hohe β-Lactamasestabilität. Zum Wirkungsspektrum gehören *E. coli*, *Klebsiellen*, *Enterobacter*, *Salmonellen*, *Shigellen*, *Proteus* und *Pseudomonas*. 30% Eiweißbindung, eine Serumhalbwertszeit von 30 min sowie eine Ausscheidungsrate von 90% unveränderten Cephuroxims kennzeichnen die Pharmakokinetik.

Cephtizoxim ist wirksam gegen grampositive und gramnegative Bakterien. Im Vergleich mit Cephazolin, Cephamandol, Cephuroxim und Cephatoxim zeigte es die höchste Wirkung gegen indolpositive *Proteus*- und *Serratia*-Stämme. Es wird von vielen β-Lactamasen nicht hydrolysiert. Die pharmakokinetische Prüfung zeigte im Serum und Gewebe hohe Cephtizoxim-Konzentrationen.

Etwa 80% werden innerhalb von 24 h mit dem Harn ausgeschieden. Indiziert ist es bei bakteriellen Infektionen des Respirationstraktes. Das erste gegen *Pseudomonas aeruginosa* wirksame Cephalosporin scheint das Cephsulodin zu sein, das von der japanischen Firma Takeda entwickelt wurde. Es ist in seiner MHK gegenüber *P. aeruginosa* dem Azlocillin gleichzustellen.

Ein weiteres hinsichtlich seiner chemischen Struktur originelles Cephalosporinderivat ist Cephthezol. Es ist wirksam bei Erkrankungen der Atem-, Gallen- und Harnwege und aktiv gegenüber den meisten grampositiven Kokken und gramnegativen Bakterien, speziell *E. coli*, *K. pneumoniae* und *P. mirabilis*. Die Serumkonzentration von Cephthezol nach intramuskulärer Applikation ist höher als die des Cephalotin und niedriger als die des Cephazolin. Die Halbwertszeit ist ebenfalls kürzer als die vom Cephazolin.

Cephotaxim hat eine hohe antimikrobielle Aktivität und β-Lactamasestabilität. Die MHK liegen teilweise um das 10- bis 100fache unter denen der bisher in die Therapie eingeführten Cephalosporine. Es ist die gegenwärtig wirksamste Verbindung gegenüber *Enterobacter* und stellt eine wertvolle Bereicherung der Reserveantibiotika zum Einsatz bei lebensbedrohlichen Infektionen mit Problemkeimen dar.
Cephoperazon ist in seinen Wirkungen mit Cephotaxim vergleichbar.

Das antibakterielle Spektrum von Cephachlor gleicht im grampositiven Bereich dem des Cephalexin, im gramnegativen Bereich ist eine verbesserte Wirkung gegenüber *E. coli*, *Salmonellen* und *Shigellen* zu verzeichnen. Seine Pharmakokinetik ist mit der des Cephalexins identisch. Zwischen Cephadroxil und Cephalexin bestehen prinzipiell die gleichen strukturellen Unterschiede wie zwischen Amoxycillin und Ampicillin. In der antibakteriellen Aktivität und in der Pharmakokinetik gibt es nur unbedeutende Abweichungen.

6.3. *Cephamycine*

Vor einigen Jahren gelang es, aus *Streptomyces*-Kulturen eine neue Stoffklasse, die den Cephalosporinen sehr ähnlich ist, zu isolieren. Es handelt sich dabei um die Cephamycin-Antibiotika, die am C-Atom 7 des Cephalosporingerüstes eine Methoxygruppe besitzen. Chemisch interessant sind die unterschiedlichen Seitenketten am C-Atom 3 (Abb. 32). Zu dieser neuen Verbindungsklasse gehört

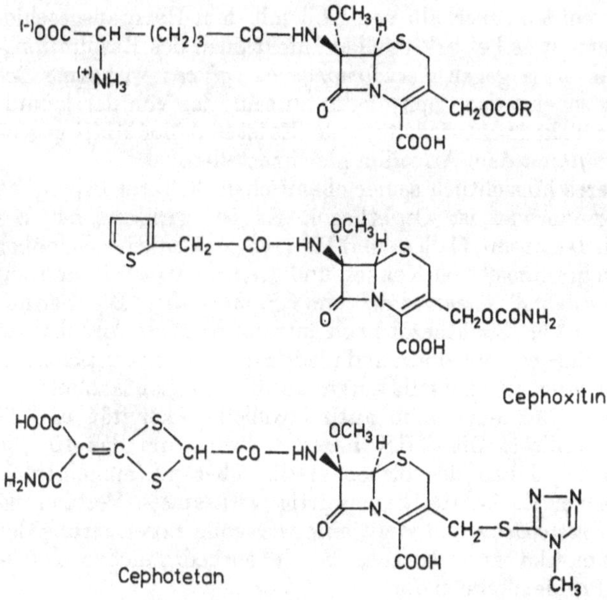

Abb. 32. Cephamycine

das Cephoxitin (Abb. 32) mit einer hohen Stabilität gegenüber β-Lactamasen.

Originell ist die Struktur des Moxalactams (Abb. 33). Hier ist das Schwefelatom des 6-Ringes durch ein Sauerstoffatom substituiert (1-Oxacephamycin), und am C-Atom 3 ist die Tetrazolseitenkette des Cephamandols zu finden. Bemerkenswert ist die

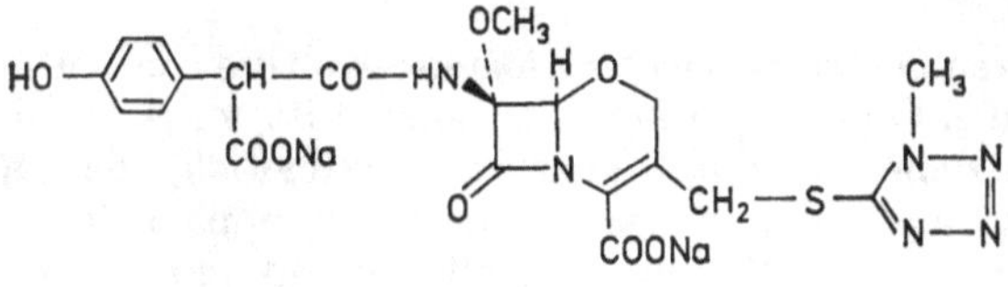

Abb. 33. Moxalactam

Stabilität dieser Verbindung gegenüber β-Lactamasen auch von Stämmen, die gegenüber Cephamandol resistent sind.

Neu eingeführt wurden Cephmetazol, das über eine ausgezeichnete antimikrobielle Aktivität verfügt, und das erste langwirksame Cephamycin-Antibiotikum Cephotetan (Abb. 32).

6.4. *β-Lactamasehemmer*

Mit der zunehmenden Resistenz von Mikroorganismen gegenüber β-Lactam-Antibiotika steigt naturgemäß das Interesse an β-Lactamasehemmstoffen. Die Isoxazolylpenicilline sind diesen Anforderungen nur in sehr begrenztem Umfang gerecht geworden. Dagegen scheinen Klavulansäure und die Verbindung CP 45899 (Abb. 34) als β-Lactamasehemmstoffe in Frage zu kommen. Beide Verbindungen sind jedoch antibakteriell wenig aktiv und daher nur in Kombination mit anderen Antibiotika sinnvoll anwendbar. So wird u. a. eine Kombination Sulbactam-Na/Cephoperazon empfohlen. Es ist zu erwarten, daß in der pharmazeutischen Forschung diesen Fragestellungen weiterhin große Aufmerksamkeit geschenkt wird.

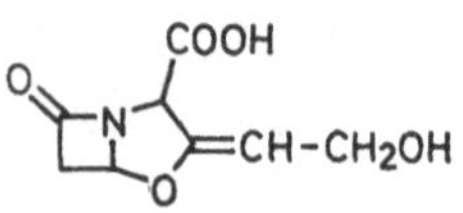

Klavulansäure

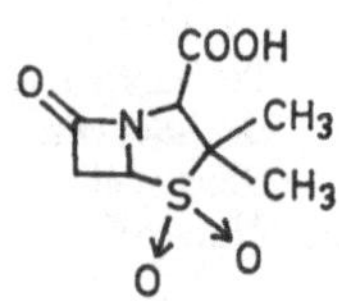

CP 45899

Abb. 34. β-Lactamasehemmer

7. Tetracyclin-Antibiotika

7.1. *Allgemeines und Chemie*

Die Tetracyclin-Antibiotika leiten sich von einer Grundstruktur ab, die aus vier linear angeordneten Sechsringen besteht, dem 1,4,4a,5,5a,6,11,12a-Octahydronaphthacen, dessen wichtigste in die Therapie eingeführten Derivate in Abb. 35 zusammengestellt sind.

Die Auffindung der beiden Antibiotika Penicillin und Streptomycin hatte dazu geführt, daß weltweit in zahlreichen Laboratorien Erdproben mit dem Ziel untersucht wurden, neue Mikroorganismen zu finden, die Antibiotika produzieren können. So gelang es DUGGAR 1948 aus einer gelbfarbigen Kultur des Strahlenpilzes *Streptomyces aureofaciens* eine kristalline Substanz zu isolieren, die Aureomycin genannt wurde und ein breites antibakterielles Spektrum besaß. Chemisch ist Aureomycin Chlortetracyclin. 1949 konnten SOBIN, FINLAY und KANE einen anderen neuen Wirkstoff aus dieser Reihe isolieren. Es handelte sich dabei um Oxytetracyclin (Terramycin), das aus Kulturen von *Streptomyces rimosus* gewonnen wurde.

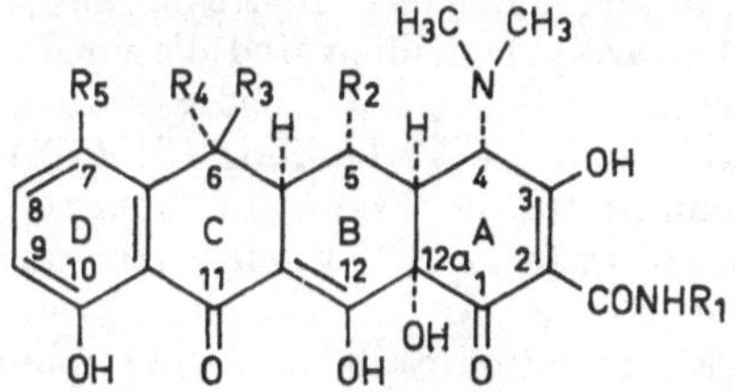

R_1	R_2	R_3	R_4	R_5	
H	H	OH	CH_3	Cl	Chlortetracyclin
H	OH	OH	CH_3	H	Oxytetracyclin
H	H	OH	CH_3	H	Tetracyclin
H	OH	CH_2=		H	Methacyclin
H	OH	H	CH_3	H	Doxycyclin
H	H	H	H	$N(CH_3)_2$	Minocyclin

Abb. 35. Tetracycline

Ein weiteres Derivat, das Tetracyclin, konnte durch katalytische Hydrierung des im Chlortetracyclin befindlichen Chloratoms oder später auf fermentativem Wege hergestellt werden. Weitere chemische Abwandlungen waren wenig erfolgreich.

Die Tetracycline sind gelbe, geruchlose, bitter schmeckende kristalline Substanzen und zeigen amphoteren Charakter.

Verbindungen ohne Methylgruppe am C-Atom 6 sind gegenüber Basen stabiler als solche Derivate, die in dieser Stellung eine Methylgruppe besitzen. Starke intramolekulare Wechselwirkungen bestehen zwischen den sauren Hydroxylgruppen der C-Atome 3, 10 und 12 und den benachbarten Carbonylgruppen. Sie führen zu einer starken Einschränkung der für diese Gruppierungen typischen

Reaktivität. Die 4-Dimethylamino- und die 12a-Hydroxygruppe können durch Reduktion entfernt werden.

Die Herstellung von Chlortetracyclin, Oxytetracyclin und Tetracyclin erfolgt auf fermentativem Wege mit Hilfe spezieller *Streptomyces*-Stämme und durch Zugabe von Prekursoren.

Zur Aufarbeitung beispielsweise des Oxytetracyclin wird ein Fällungsverfahren angewendet. Oxytetracyclin bildet mit speziellen quartären Ammoniumbasen in Wasser schwer lösliche Verbindungen, die anschließend mit Hilfe von Säuren in die entsprechenden Salze überführt werden.

Methacyclin wurde 1961 durch Partialsynthese aus Oxytetracyclin erhalten. Es entsteht aus 11a-Chlor-5-hydroxytetracyclin durch Dehydratation mit Fluorwasserstoff und sich anschließender Enthalogenierung mit Hilfe milder Reduktionsmittel.

Ebenfalls auf partialsynthetischem Wege entstehen Doxycyclin und Minocyclin. Doxycyclin wird gebildet durch radikalische Addition von Thiolen an die 6-Methylendoppelbindung des Methacyclins und anschließende Entfernung des Schwefels mit Raney-Nickel. Minocyclin kann durch Reduktion der entsprechenden 7-Nitroverbindung erhalten werden.

Die Totalsynthese der Tetracycline ist möglich, z. Z. jedoch technisch nicht durchführbar.

7.2. Wirkung und Indikation

Die Tetracycline sind Breitband-Antibiotika. Sie hemmen die mikrobielle Proteinsynthese durch Störung des Übertragungsmechanismus von Aminosäuren auf wachsende Polypeptidketten und wirken in therapeutischen Dosen prinzipiell bakteriostatisch. Sie sind nur im Vermehrungsstadium der Mikroorganismen wirksam. Die Tetracycline gehören neben den Penicillinen zu den am meisten angewandten Antibiotika. Sie sind wirksam gegen grampositive und gramnegative Kokken und Bakterien, wie z. B. Streptokokken, Genokokken, Meningokokken, Listerien, Brucellen, Mykoplasmen, Rickettsien und manche Protozoen. Resistent verhalten sich *Proteus* und *Pseudomonas*.

Die einzelnen Tetracycline unterscheiden sich weniger in ihrer antibakteriellen Aktivität als vielmehr in ihren pharmakokinetischen Eigenschaften. Sie sind sowohl oral als auch parenteral wirksam. Wichtige pharmakokinetische Daten wurden in Tab. 2 zusammengestellt.

Tabelle 2
Vergleich pharmakokinetischer Daten ausgewählter Tetracycline

	1	2	3
Doxycyclin	93	20–40	82–93
Tetracyclin	77–90	20–50	55–64
Methacyclin	58	–	78
Oxytetracyclin	58	ad 50	27–35
Chlortetracyclin	25–40	> 50	55

1 = intestinale Resorption in %
2 = Ausscheidung mit den Faeces nach oraler Applikation in %
3 = Serumproteinbindung in %

Die Resorption ist bei oraler Gabe sehr unterschiedlich. Am günstigsten werden Doxycyclin und Minocyclin beurteilt. Die Verweildauer im Gewebe ist kurz. In Knochen und Zähnen erfolgt eine Anlagerung auf Grund einer Komplexbildung mit dem Calcium der Knochen, die in der Periode der Zahnbildung zur Gelbfärbung und Kariesanfälligkeit der Zähne führt. Daher sind Tetracycline in der Schwangerschaft und bei Kindern bis zum 8. Lebensjahr kontraindiziert.
Bei oraler Gabe werden als Nebenwirkungen gastrointestinale Erscheinungen (Nausea, Erbrechen, Diarrhoen) beobachtet.

Weiterhin besteht die Gefahr von Superinfektion durch Überwuchern primär resistenter Keime (z. B. Staphylokokken).

Die Tetracycline sind indiziert bei Infektionen der Atemwege, gastrointestinalen Infektionen, meningealen und chirurgischen Infektionen, Haut- und Weichteilinfektionen, Infektionen des Urogenitaltraktes, geburtshilflichen und gynäkologischen Infektionen, Augeninfektionen, Infektionen des *HNO*-Bereiches sowie generalisierten Infektionen, sofern sie durch tetracyclinempfindliche Erreger verursacht werden.

8. Aminoglykosid-Antibiotika

8.1. Allgemeines

Die Gruppe der Aminoglykosid-Antibiotika, deren Bezeichnung ebenso wie bei den bisher beschriebenen Antibiotikagruppen auf ihre chemische Struktur zurückzuführen ist, umfaßt die seit langem bekannten und in die Therapie eingeführten Antibiotika Streptomycin (1944), Neomycin (1949), Kanamycin (1957) und Paromomycin (1959), die neueren Aminoglykoside Gentamycin (1963), Tobramycin (1967), Sisomycin (1970), das halbsynthetische Amikacin (1972) sowie weitere neue Verbindungen.

Die Aminoglykosid-Antibiotika wirken durch Blockade der ribosomalen Proteinsynthese bakterizid. Durch Störung des genetischen Codes der Erreger werden anormale unbrauchbare Proteine gebildet. Hinzu kommt eine Störung der Funktion der Zytoplasmamembran. Eine Kombination von Aminoglykosiden mit Zellwandsynthesehemmern, wie Penicillinen und Cephalosporinen, besitzt daher synergistische Effekte.

Klinische Bedeutung haben die Aminoglykoside vor allem bei Infektionen mit gramnegativen Erregern erlangt, da für grampositive Erreger Antibiotika mit einer wesentlich größeren therapeutischen Breite zur Verfügung stehen. Der gesamten Aminoglykosidgruppe ist eine Nephro- und Ototoxizität eigen — allerdings in unterschiedlichem Ausmaß.

Zwischen den Aminoglykosid-Antibiotika besteht keine komplette Parallelresistenz. Die antibakterielle Wirksamkeit weicht nicht stark voneinander ab. Ähnlich ist ebenfalls die Pharmakokinetik. Die Aminoglykosid-Antibiotika verteilen sich in ca. 30% der Körpermasse, d. h. praktisch dem Extrazellulärraum. Die Eiweißbindung ist minimal. Die Halbwertszeit beträgt 90 bis 120 min (siehe auch Tab. 3).

Tabelle 3
Vergleich pharmakokinetischer Daten ausgewählter Aminoglykosid-Antibiotika

	Gentamycin	Tobramycin	Kanamycin	Amikacin
Halbwertszeit (h)	2,00 ± 0,21	2,15 ± 0,10	2,07 ± 0,21	2,30 ± 0,39
Verteilungsvolumen (% KM)	30,8 ± 3,4	33,5 ± 1,4	26,4 ± 5,5	29,4 ± 5,8
Renale Ausscheidung (ml/min/173 m²)	109,8 ± 16,2	113,7 ± 4,5	84,2 ± 8,8	82,9 ± 15,5
Kumulative Urinausscheidung in 24 h (% der Dosis)	81	88	90	98

8.2. *Streptomycin*

8.2.1. *Chemie*

Streptomycin wurde 1943 von WAKSMAN aus Kulturen von *Streptomyces griseus* isoliert. Die Strukturanalyse dieses Antibiotikums war sehr kompliziert. Sie führte zu der in Abb. 36 dargestellten Formel.

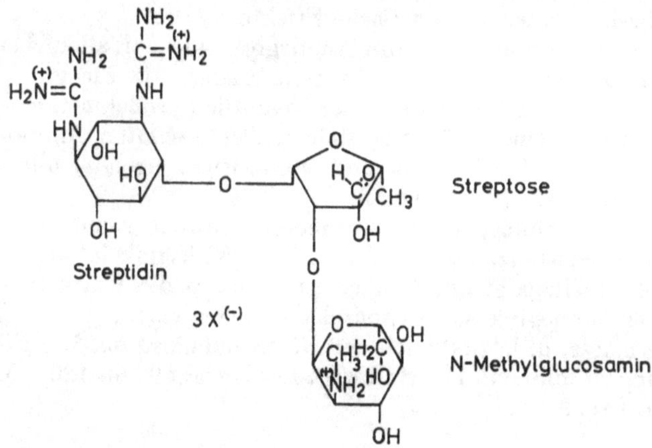

Abb. 36. Streptomycin

Streptomycin besteht aus drei glykosidisch miteinander verknüpften Molekülteilen:

dem Aminozucker 2-N-Methylglucosamin,
dem Monosaccharid Streptose und
dem Tetrahydroxycyclohexanderivat Streptidin.

Vereinfachend kann Streptomycin als Trisaccharid bezeichnet werden.

Da eine Langzeitbehandlung mit Streptomycin zu Schädigungen führt, wurde versucht, durch chemische Änderungen der Struktur das Streptomycin in weniger toxische Verbindungen zu überführen. In nahezu allen Fällen ging bei der Derivatbildung die antibiotische Wirkung verloren. Lediglich das Dihydrostreptomycin, bei dem die Aldehydgruppe der Streptose in eine sekundäre Alkoholgruppe überführt ist, besitzt annähernd die gleiche Wirkung wie das Streptomycin selbst. Es ist jedoch toxischer als das Streptomycin, und bei seiner Anwendung sind besondere Vorsichtsmaßregeln zu beachten. Heute ist Dihydrostreptomycin obsolet.

Chemisch ist Streptomycin eine Base, die mit drei Äquivalenten Säure annähernd neutrale Salze bildet. Das wichtigste Salz ist das Sulfat.

Technisch wird Streptomycin auf fermentativem Wege ähnlich wie Penicillin gewonnen. Eingesetzt werden im wesentlichen besonders herausgezüchtete und selektierte Stämme von *Streptomyces griseus*. Eine erhebliche Gefahr bildet bei der Produktion ein Befall mit Phagen, da eine solche Infektion nur schwer zu bekämpfen ist. Es gelang jedoch in den zurückliegenden Jahren, aktinophagenresistente Stämme zu entwickeln, die Streptomycin produzieren. Nach 4- bis 7tägiger Laufzeit werden in der Kulturlösung mindestens 12000 mcg Streptomycinbase/m*l* gebildet.

Die Isolierung des Streptomycins aus der Kulturlösung erfolgt in der Regel mit Hilfe von schwach sauren Kationenaustauschern. Das Antibiotikum wird mit Säure eluiert, die Rohlösung entfärbt, eingeengt und von Salzen befreit. Die Fällung von Streptomycinsulfat erfolgt mit Hilfe von Methanol oder Ethanol. Zum Trocknen werden Walzen- oder Sprühtrocknung oder gegebenenfalls eine Lyophilisierung angewandt.

8.2.2. Wirkung und Indikation

Die wichtigsten gegen Streptomycin empfindlichen pathogenen Keime sind Mykobakterien, Pasteurellen, Brucellen, Haemophilen, Salmonellen, Klebsiellen und Shigellen. Völlig resistent sind Klostridien, Bakteroides und Rickettsien.

Die Hauptindikation für Streptomycin ist die Kombinationsbehandlung der Tuberkulose, bei der neben Streptomycin auch andere Tuberkulostatika zur Anwendung kommen. In Kombination mit Penicillin wird es bei bakterieller Endokarditis eingesetzt.

Die medizinische Fachliteratur weist auf bedeutende Nebenwirkungen des Streptomycin hin. Die wohl schwerwiegendste Nebenwirkung ist das Auftreten von Innenohrschäden; es wird deshalb auf regelmäßige audiometrische Kontrolluntersuchungen des Patienten verwiesen. Bei den ersten Anzeichen von Gleichgewichtsstörungen oder Störungen der Hörfunktion ist Streptomycin sofort abzusetzen. Die Nephrotoxizität bzw. die Kumulationsgefahr bei bereits bestehender Niereninsuffizienz müssen ebenfalls bei der Therapie beachtet werden. In der Gravidität darf es nur bei vitaler Indikation appliziert werden, da es zur Schwerhörigkeit des Kindes kommen kann. Auch allergische Reaktionen, die sich als Eosinophilie und Exanthem äußern können, treten relativ häufig auf.

8.3. *Neomycin*

8.3.1. *Chemie*

Neomycin wurde 1949 von Waksman und Lechevalier aus dem Kulturfiltrat von *Streptomyces fradiae* als basisches, wasserlösliches Oligosaccharidgemisch isoliert. Dieses Gemisch enthält drei Haupt-

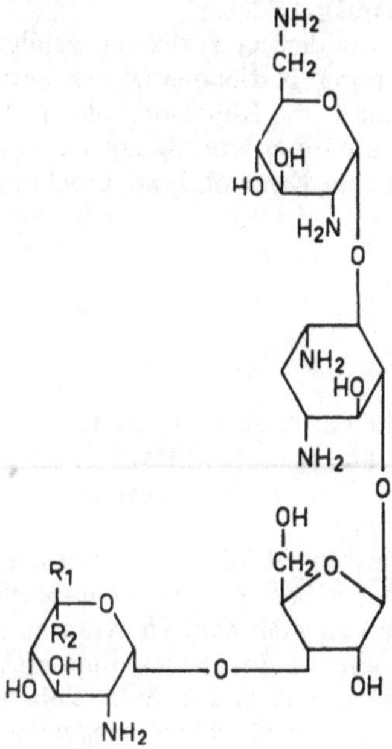

R_1	R_2	Neomycin
$-H$	$-CH_2-NH_2$	B
$-CH_2-NH_2$	$-H$	C

Abb. 37. Neomycine

komponenten A, B und C. Dabei ist Neomycin A ein gemeinsames Abbauprodukt der isomeren Neomycine B und C. Die Strukturformeln sind in Abb. 37 zusammengestellt. Es bestehen strukturelle Ähnlichkeiten zum Paromomycin und den Kanamycinen (siehe Abschn. 8.4. und 8.5.). Die biologische Wirksamkeit des Neomycin B ist wenig höher als die des Neomycin C. Neomycin A besitzt 10% der Wirksamkeit des Neomycin B. Handelsübliches Neomycin besteht zu 90% aus Neomycin B und zu 10% aus Neomycin C.

Der Fermentationsprozeß für die Herstellung der Neomycine entspricht weitgehend dem der anderen auf fermentativem Wege zugänglichen Antibiotika. In etwa 150 bis 175 h Fermentationszeit entstehen pro *ml* 9000 bis 14000 µg. Abweichungen treten bei der Isolierung und Reinigung auf. Sie sind durch das sich bei der Fermentation bildende Gemisch begründet. Die besten Ausbeuten und die reinsten Präparate werden durch Adsorption des Neomycin an Ionenaustauschern (Amberlite oder Duolite) erhalten. Während das Neomycin A durch konventionelle Kristallisation aus dem Dreikomponentengemisch abgetrennt werden kann, erfolgt die Trennung der Komponenten B und C an Kationenaustauschern. Die Feinreinigung wird mit Hilfe von A-Kohle und/oder Fällungsverfahren durchgeführt.

8.3.2. Wirkung und Indikation

Das Wirkungsspektrum des Neomycin umfaßt vor allem gramnegative Bakterien einschließlich Salmonellen und Shigellen, zum Teil auch *Proteus*-Arten, *Escherichia coli* und Staphylokokken-Stämme. Resistent sind Streptokokken und Enterokokken. Mit Kanamycin und Paromomycin besteht eine komplette Parallelresistenz, teilweise auch mit Streptomycin und Gentamycin.

Seine Wirkungsweise ist bakterizid. Auf Grund einer hohen Oto- und Nephrotoxizität ist eine parenterale Anwendung nicht zu empfehlen. Bei lokaler Anwendung können an der Haut allergische Effekte auftreten.

Neomycin wird nach oraler Gabe praktisch nicht resorbiert. Es eignet sich daher besonders zur Bekämpfung von Infektionen des Verdauungstraktes. In Form von Pudern, Salben, Sprays, Augen- und Ohrentropfen wird Neomycin bei oberflächlichen Haut- und Schleimhautinfektionen eingesetzt.

8.4. *Paromomycin*

8.4.1. *Chemie*

Paromomycine wurden von Coffey bzw. Haskell und Mitarbeitern aus Kulturlösungen von *Streptomyces rimosus forma paromomycinus* isoliert. Sie werden auch von anderen *Streptomyces*-Arten gebildet.

Paromomycin ist nicht einheitlich; es besteht aus mindestens sechs Komponenten. Im folgenden wird die wichtigste in Arzneimitteln vorhandene Substanz des Paromomycin-Komplexes behandelt. Ihre Struktur ist in Abb. 38 wiedergegeben.

Das basische Antibiotikum ist ein Oligosaccharid, das aus D-Glucosamin, 2-Desoxystreptamin, D-Ribose und einer 2,6-Didesoxy-2,6-diaminohexose besteht. Es bildet mit Säuren, z. B. Schwefelsäure, Salze, wird als Sulfat eingesetzt und ist als solches gut wasserlöslich.

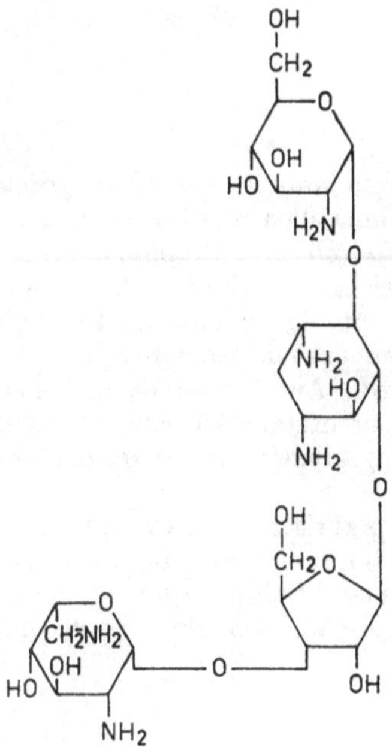

Abb. 38. Paromomycin

8.4.2. Wirkung und Indikation

Das antibiotische Wirkungsspektrum des Paromomycin entspricht weitgehend dem des Neomycin. Es umfaßt grampositive und gramnegative Bakterien. Da es im Verdauungstrakt nur mäßig resorbiert wird, kann es speziell bei Darmerkrankungen eingesetzt werden. Es wird oral angewendet.

Paromomycin ist besonders indiziert bei akuten Enteritiden. Die Stühle normalisieren sich schon nach 36 h. Weiterhin kann mit Hilfe von Paromomycin die Keimzahl des Darmes gemindert werden. An Nebenwirkungen treten die bei der Applikation von Aminoglykosiden üblichen Erscheinungen auf.

8.5. Kanamycin

8.5.1. Chemie

Kanamycin wurde 1957 in Japan aus Kulturlösungen des Strahlenpilzes *Streptomyces kanamyceticus* isoliert. Neben dem wichtigsten und therapeutisch eingesetzten Kanamycin A enthält das rohe Kanamycin noch Kanamycin B und C. Die B-Komponente ist wesentlich toxischer als das Kanamycin A (Abb. 39); aus diesem

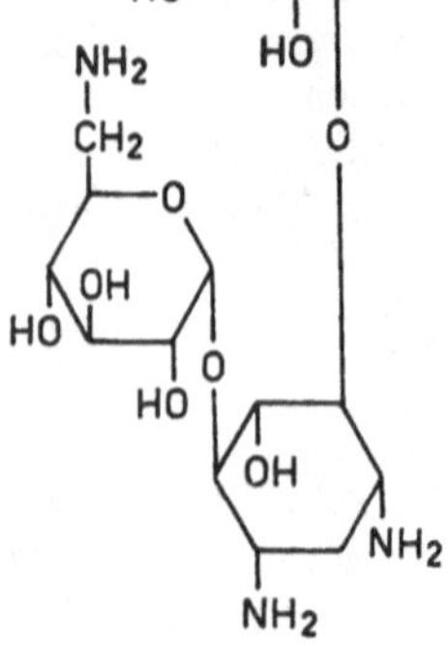

Abb. 39. Kanamycin A

Grunde wird die Fermentation so geführt, daß als Hauptkomponente Kanamycin A gebildet wird. 2-Desoxy-streptamin ist glykosidisch mit 3-D-Glucosamin und mit 6-D-Glucosamin verbunden. Die Kanamycine bilden Salze (Sulfate). Sie werden über Kationenaustauscher aus der Kulturlösung isoliert.

8.5.2. Wirkung und Indikation

Das Wirkungsspektrum von Kanamycin umfaßt gramnegative Bakterien und Kokken (*Haemophilus*-Arten, Brucellen, *Proteus sp.*, Neisseria), grampositive Bakterien und Kokken (insbesondere Staphylokokken) und Tuberkelbakterien. Resistent sind Streptokokken, *Pseudomonas aeruginosa*, Clostridien. Parallelresistenz besteht zwischen Kanamycin, Neomycin und Paromomycin.

Im Darm wird Kanamycin kaum resorbiert. Es wird daher parenteral appliziert. Die Halbwertszeit liegt bei 2,5 h.

Eine Serumeiweißbindung ist praktisch nicht vorhanden. Die Ausscheidung erfolgt bis zu 80% durch die Nieren. Bei länger dauernder Anwendung von Kanamycin können sich irreversible Gehör- und Nierenschäden bemerkbar machen. Eingesetzt wird Kanamycin vorzugsweise bei schwer beeinflußbaren Proteus-Infektionen und in Ausnahmefällen bei Tuberkulose. Kanamycin ist schwächer wirksam und erheblich toxischer als Streptomycin.

8.6. Gentamycin

8.6.1. Chemie

Das basische Aminoglykosid-Antibiotikum Gentamycin wurde 1963 aus Kulturlösungen von *Micromonospora purpurea* und *Micromonospora echinospora* gewonnen. Therapeutisch wird in der Regel ein Gentamycin eingesetzt, das 70% der C_1- und 30% der C_2-Komponente enthält. Abbildung 40 zeigt die Strukturformel des Gentamycin A.

8.6.2. Wirkung und Indikation

Gentamycin wirkt bakterizid gegen eine Vielzahl klinisch bedeutsamer grampositiver und gramnegativer Erreger. Sein antibakterielles Spektrum umfaßt *Escherichia coli*, *Proteus*-Arten,

Klebsiellen, Enterobakter, Brucellen, Salmonellen, Shigellen, Pseudomonas, die meisten grampositiven Kokken und Klostridien. Es entspricht somit einem Breitband-Antibiotikum.

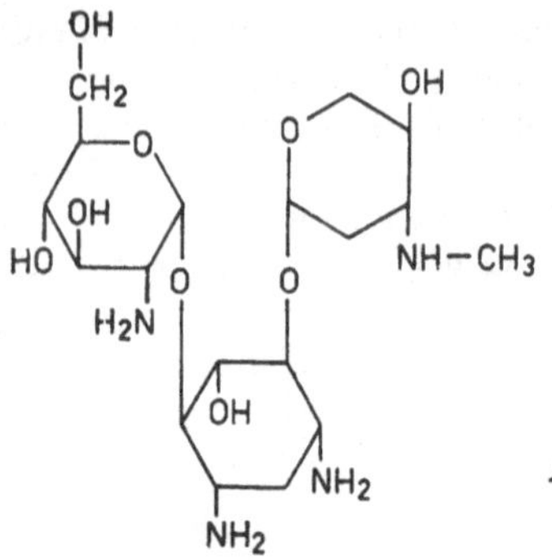

Abb. 40. Gentamycin A

Ebenso wie andere Aminoglykosid-Antibiotika hemmt Gentamycin die Proteinsynthese. Gentamycinresistente Erreger sind auch gegenüber Neomycin, Kanamycin und Streptomycin unempfindlich. Dagegen können Keime, die gegen diese Antibiotika resistent sind, gegenüber Gentamycin empfindlich sein.

Gentamycin wird im Magen-Darm-Kanal praktisch nicht resorbiert. Es wird deshalb parenteral appliziert. Nach der Injektion ist die maximale Serumkonzentration nach 30 bis 90 min erreicht; bakterizid wirksame Konzentrationen bleiben 6 bis 8 h erhalten. Gentamycin ist nach der Applikation im Harn, im Gewebe, im Serum und in der Lymphe nachweisbar. Die Serum-Halbwertszeit beträgt 1 bis 1,5 h, die reversible Eiweißbindung des Gentamycin ist konzentrationsabhängig und wird mit 25 bis 30% angegeben.

Gentamycin ist weniger toxisch als Neomycin, Streptomycin und Kanamycin. Jedoch können zuweilen auch hier ototoxische und nephrotoxische Schäden beobachtet werden. Schwindelgefühl und Brechreiz sind erste Anzeichen einer beginnenden toxischen Wirkung.

Gentamycin ist indiziert bei Infektionen, die durch gramnegative Erreger verursacht werden und bei Keimen, die gegenüber anderen Antibiotika resistent sind. Dazu gehören Infektionen der Harn- und Atemwege, Sepsis, insbesondere nach schweren Wundinfektionen und Unfallverletzungen, Infektionen des Magen-Darm-Traktes, der Knochen und Weichteile (Verbrennungen mit Sekundärinfektionen) sowie Infektionen am Auge.

8.7. *Tobramycin*

8.7.1. *Chemie*

1967 gelang aus der Kulturlösung von *Streptomyces tenebrarius* die Isolierung eines Aminoglykosidkomplexes (Nebramycin), der aus sieben Faktoren bestand (1, 1', 2, 3, 4, 5, 6). Der Faktor 6 wies die günstigste antibakterielle Aktivität aus und wird seit 1970 als Tobramycin bezeichnet. Seine Konstitution wird in Abb. 41 wiedergegeben. Tobramycin bildet Salze; es wird in Form des Sulfates appliziert.

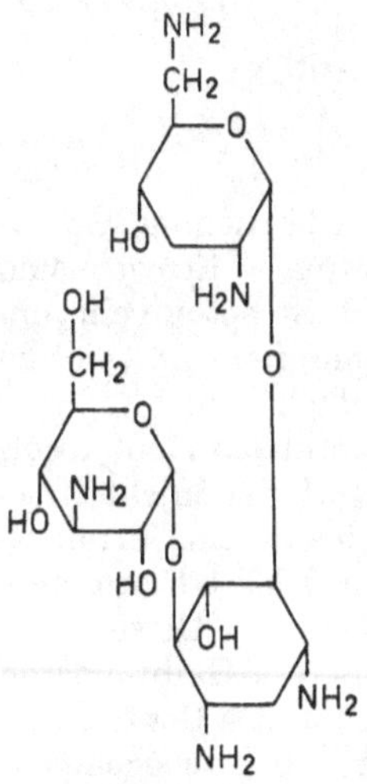

Abb. 41. Tobramycin

8.7.2. *Wirkung und Indikation*

Das Wirkungsspektrum von Tobramycin umfaßt zahlreiche gramnegative Erreger, wie *E. coli*, Klebsiellen, Proteus, Pseudomonas, Salmonellen und Shigellen sowie die grampositiven Staphylokokken und Enterokokken. Zwischen Tobramycin und anderen Aminoglykosid-Antibiotika besteht keine komplette Parallelresistenz. Eine Inaktivierung durch Bakterienenzyme ist am Tobramycinmolekül nur an vier Stellen möglich, während sie beispielsweise beim Gentamycin an sechs Stellen beschrieben wurde.

Eine Serumeiweißbindung des Tobramycins konnte nicht festgestellt werden. Die Halbwertszeit liegt bei 2 h. Die Elimination erfolgt vorwiegend durch glomeruläre Filtration. Tobramycin wird ausschließlich parenteral verabreicht. Seine Nebenwirkungen sind mit denen anderer Aminoglykosid-Antibiotika vergleichbar (Oto- und Nephrotoxizität).

Therapeutisch wird Tobramycin bei Infektionen des Respirationstraktes, der Haut, der Knochen und des Weichteilgewebes, des Urogenitaltraktes sowie des *ZNS* (einschließlich der Meningitis) und Sepsis erfolgreich eingesetzt. Günstig beurteilt wird eine Kombinationstherapie mit Tobramycin und Cephalosporinen.

8.8. *Sisomycin*

8.8.1. *Chemie*

Sisomycin ist ein relativ neues Aminoglykosid-Antibiotikum, das aus Kulturlösungen der Actinomyces-Art *Micromonospora inyoensis* gewonnen wird und chemisch der Gentamycinkomponente C1a ähnlich ist. Seine Struktur ist der Abb. 42 zu entnehmen. Sisomycin liegt gewöhnlich als Sulfat vor.

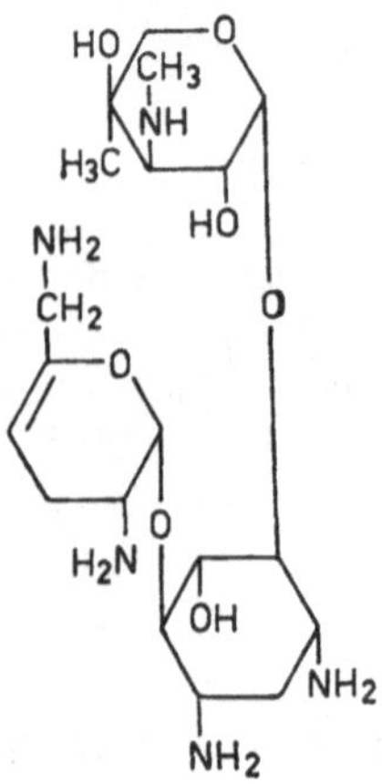

Abb. 42. Sisomycin

8.8.2. Wirkung und Indikation

Sisomycin umfaßt grampositive und gramnegative Erreger, einschließlich gramnegativer „Problemkeime“ wie *Escherichia coli, Pseudomonas aeruginosa, Proteus sp.* und Staphylokokken. Seine Wirkungsweise ist bakterizid. Hinsichtlich der Pharmakokinetik gleicht es dem Gentamycin. Eine Serumeiweißbindung findet unter physiologischen Verhältnissen nicht statt. Die Ausscheidung erfolgt unverändert vorwiegend über die Nieren. Oto- und nephrotoxische Erscheinungen wurden ebenso wie bei den anderen Aminoglykosid-Antibiotika beobachtet. Gute therapeutische Ergebnisse liegen über den Einsatz von Sisomycin bei Infektionen der Niere und der ableitenden Harnwege vor. Ebenso vorteilhaft einsetzbar ist Sisomycin bei gastrointestinalen und hepatobiliären Infektionen, sowie bei Peritonitis, Infektionen der Haut, der Weichteile und der Knochen sowie des Respirationstraktes. Eine hohe Erfolgsquote wurde auch bei Sepsis ausgewiesen.

Der Einsatz von Sisomycin soll ebenso wie der von Gentamycin und Tobramycin nur bei strenger Indikationsstellung unter Beachtung des Antibiogramms erfolgen. Diese Aminoglykoside werden in der Praxis als Reserveantibiotika angesehen.

8.9. Amikacin

8.9.1. Chemie

Amikacin ist das erste halbsynthetische Aminoglykosid-Antibiotikum, das klinische Bedeutung erlangte. Es kann vom Kanamycin A abgeleitet werden. Seine chemische Struktur ist in Abb. 43 wiedergegeben. Bei der chemischen Synthese wird Kanamycin A an der am C-Atom 1 befindlichen Aminogruppe mit L(—)-γ-Amino-α-hydroxybuttersäure acyliert.

8.9.2. Wirkung und Indikation

Amikacin hat das gleiche Wirkungsspektrum und weitgehend ähnliche pharmakokinetische Eigenschaften wie die anderen neueren Aminoglykosid-Antibiotika. Seine antibakterielle Aktivität ist geringer. So liegen die durchschnittlichen minimalen Hemmkonzentrationen gegenwärtig etwa doppelt so hoch wie beispielsweise diejenigen des Gentamycins.

Der große Vorteil des Amikacins liegt darin, daß es auf Grund der chemischen Veränderungen am ursprünglichen Kanamycin-Molekül den von resistenten Erregern gebildeten inaktivierenden Enzymen kaum noch Angriffspunkte bietet. Amikacin kann also

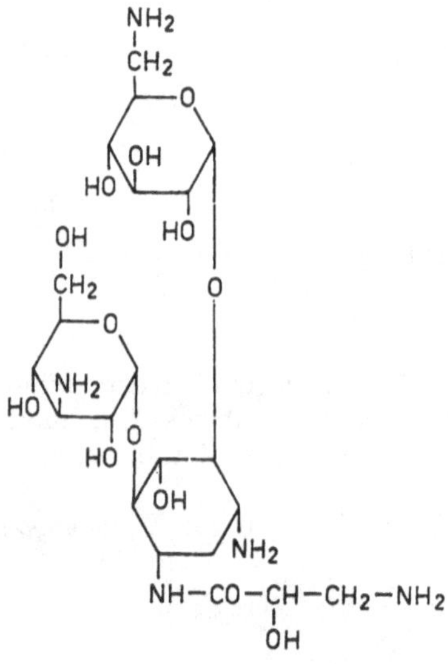

Abb. 43 Amikacin

bei schweren Infektionen durch gramnegative Erreger – Pseudomonas, Proteus, Klebsiellen, Shigellen, Salmonellen, *E. coli* –, die auch gegenüber den neueren Aminoglykosid-Antibiotika bereits resistent sind, noch mit sehr gutem Erfolg eingesetzt werden.

Die für Aminoglykosid-Antibiotika charakteristische Oto- und Nephrotoxizität ist beim Amikacin pro Gewichtseinheit zwar geringer, da die Dosierung jedoch entsprechend höher gewählt werden muß, wird dieser Vorteil nicht wirksam. Sorgfältige audiometrische und urologische Überwachung der Patienten ist ebenso unerläßlich wie bei der Therapie mit den anderen bereits beschriebenen Aminoglykosid-Antibiotika.

8.10. *Spectinomycin*

8.10.1. *Chemie*

Spectinomycin ist auf Grund seiner Struktur ein Aminocyclitol-Antibiotikum (Abb. 44) und kann nur bedingt in die Gruppe der Aminoglykoside eingeordnet werden. Es wird als Dihydrochlorid-

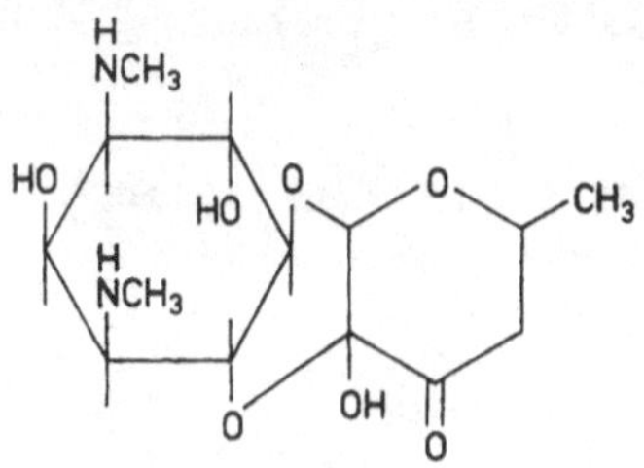

Abb. 44. Spectinomycin

pentahydrat galenisch verarbeitet. Das hat gegenüber dem früher gebräuchlichen Sulfat den Vorteil der besseren Wasserlöslichkeit, so daß es i.m. in sehr viel kleineren Flüssigkeitsvolumina injiziert werden kann.

Spectinomycin wurde 1961 aus Kulturfiltraten von *Streptomyces spectabilis* isoliert.

8.10.2. *Wirkung und Indikation*

Das Wirkungsspektrum des Spectinomycin umfaßt vorwiegend gramnegative Keimarten. Insbesondere werden die günstigen Hemmwerte gegenüber *Neisseria gonorrhoeae* hervorgehoben. Aus diesem Grunde wird Spectinomycin in erster Linie für einen Einsatz zur Gonorrhoe-Behandlung empfohlen. Der Wirkungsmechanismus ist der gleiche wie bei den eigentlichen Aminoglykosid-Antibiotika: Hemmung der Proteinsynthese in den Ribosomen der Bakterienzelle. Die den Aminoglykosid-Antibiotika eigenen schweren Nebenwirkungen sind jedoch beim Spectinomycin nicht zu verzeichnen.

Nach oraler Applikation des Spectinomycins ist keine Resorption nachweisbar, daher ist nur eine parenterale Anwendung möglich. Bisher sind keine Fälle von Allergie oder Anaphylaxie beschrieben worden. Die Eiweißbindung ist gering. Die Halbwertszeit wird mit 2 bis 4 h angegeben. Die Ausscheidung erfolgt zu 75% renal durch glomeruläre Filtration. 25% werden metabolisiert.

Spectinomycin ist ein optimales Antibiotikum zur Gonorrhoe-Therapie, da viele *Neisseria*-Stämme gegen das sonst bei dieser Indikation übliche Penicillin G bereits resistent sind und durch die erforderliche hohe Dosierung von Penicillin G die Gefahr von Anaphylaxien erheblich ist.

Bemerkenswert ist beim Spectinomycin die fehlende Wirkung bei gleichzeitig bestehender Syphilis, die dadurch nicht wie bei einer Behandlung mit Penicillin G maskiert wird.

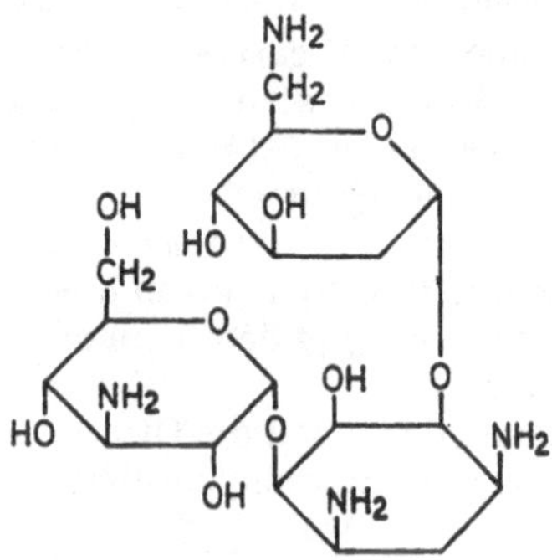

Bekanamycin

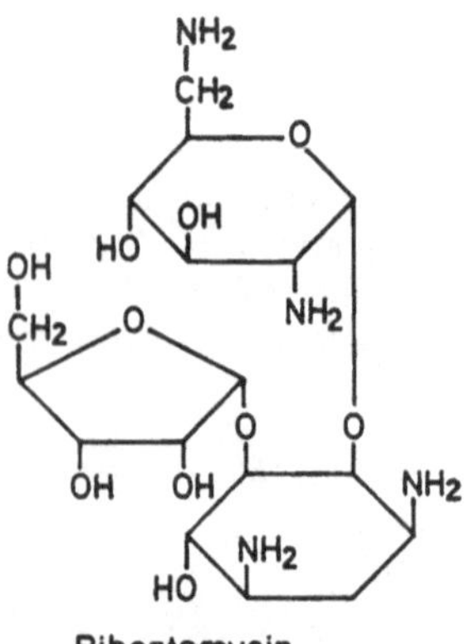

Ribostamycin

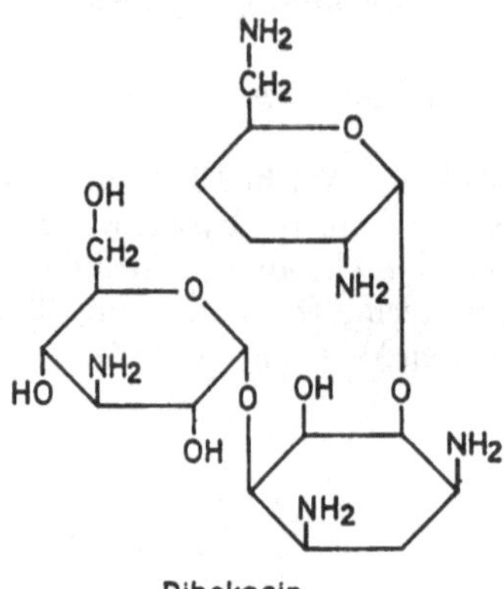

Dibekacin

Abb. 45. Neue Aminoglykosid-Antibiotika

8.11. *Neue Aminoglykosid-Antibiotika*

In jüngster Zeit sind einige neue Aminoglykosid-Antibiotika auf dem Arzneimittelmarkt eingeführt worden (Abb. 45). Bekanamycin wurde aus einem mutierten Stamm von *Streptomyces kanamyceticus* isoliert. Es besitzt eine hohe Aktivität bei der Behandlung verschiedener Infektionen, die durch grampositive und gramnegative Bakterien verursacht werden. Es ist wirksam gegen Staphylokokken und *E. coli*, die gegenüber Penicillinen, Tetracyclinen, Streptomycin, Chloramphenicol und Erythromycin resistent sind.

Ribostamycin wird von *Streptomyces ribosidificus* produziert und besitzt ebenfalls ein breites antimikrobielles Spektrum gegenüber grampositiven und gramnegativen Mikroorganismen. Es hat nur eine sehr geringe Ototoxizität: sie ist — verglichen am Meerschweinchen — niedriger als die des Gentamycin.

Dibekacin zeigt gute therapeutische Effekte bei durch *Pseudomonas aeruginosa* und *Proteus* verursachten Infektionen, wird schnell vom Blut absorbiert, diffundiert in hohen Konzentrationen in Nieren und Lunge und wird mit dem Urin in aktiver unveränderter Form ausgeschieden.

Bemerkenswert herabgesetzt soll die Ototoxizität bei den neuen Aminoglykosid-Antibiotika Astromycinsulfat und Micronomycin sein.

9. Makrolid-Antibiotika

9.1. *Allgemeines*

Die Makrolid-Antibiotika haben einen aus einem vielgliedrigen Lactonring, einem basischen Aminozucker und aus Neutralzuckern bestehenden charakteristischen strukturellen Aufbau. Erythromycin, Oleandomycin, Tylosin und Josamycin sind die wichtigsten Vertreter dieser Gruppe.

9.2. *Erythromycin*

9.2.1. *Chemie*

Erythromycin — 1952 erstmals isoliert — wird auf fermentativem Wege mit Hilfe des Strahlenpilzes *Streptomyces erythreus* gewonnen. Therapeutische Anwendung findet die Komponente Erythromycin A, die in Mengen unter 2% von den Komponenten B und C begleitet wird (Abb. 46).

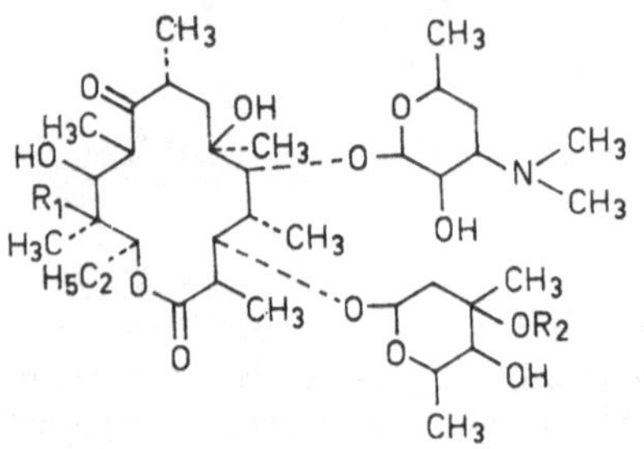

R_1	R_2	Erythromycin
OH	CH_3	A
H	CH_3	B
OH	H	C

Abb. 46. Erythromycine

Die basische Dimethylaminogruppe des Desosamins erlaubt eine Salzbildung. So wird beispielsweise das D-Glucoheptonat bzw. Laurylsulfat zur Therapie eingesetzt.

9.2.2. *Wirkung und Indikation*

Erythromycin besitzt ein breites antibakterielles Spektrum, das überwiegend grampositive Erreger umfaßt. Dazu gehören Staphylokokken, Streptokokken, Pneumokokken, *Corynebacterium diphth.*, Clostridien sowie die gramnegativen Meningokokken und Gonokokken. Es ist unwirksam gegen gramnegative Erreger wie *Escherichia coli*, *Klebsiella pneumoniae*, *Proteus vulgaris*, Salmonellen und Shigellen; Parallelresistenz besteht zwischen den Makrolid-Antibiotika und zu Lincomycin.

Erythromycin wirkt bakteriostatisch durch Hemmung der Proteinsynthese der Bakterien. Es kann sowohl oral als auch parenteral appliziert werden. Die Halbwertszeiten liegen nach oraler Gabe zwischen 2 und 3 h. Die Eiweißbindung im Serum wird mit 40 bis 60% angegeben. Erythromycin wird zu etwa 20 bis 30% in antibakteriell wirksamer Form mit der Galle ausgeschieden. Nach oraler Gabe wird es zu 2 bis 8%, nach i.v.-Applikation zu 12 bis 15% mit dem Urin eliminiert.

Die beobachteten Nebenwirkungen sind gering. Gelegentlich kommt es zu intestinalen Erscheinungen und Hepatopathien. Erythromycin ist besonders zur Behandlung von Patienten, die gegen andere Antibiotika überempfindlich sind, geeignet. Es wird dann bei akuten Infektionen des Respirationstraktes, bei bestehender Penicillin-Allergie auch bei Scharlach und Diphtherie eingesetzt.

9.3. *Oleandomycin*

9.3.1. *Chemie*

Oleandomycin wurde 1954 aus Kulturen von *Streptomyces antibioticus* isoliert. Es besitzt die in Abb. 47 wiedergegebene Struktur mit dem für Makrolid-Antibiotika charakteristischen vielgliedrigen Ring.

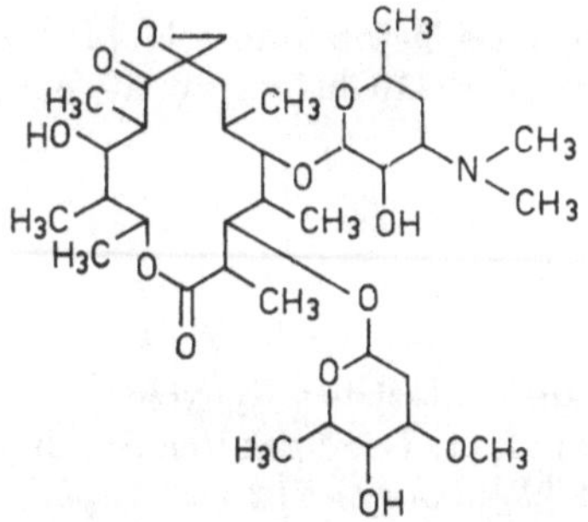

Abb. 47. Oleandomycin

9.3.2. *Wirkung und Indikation*

Das Wirkungsspektrum des Oleandomycin gleicht dem des Erythromycin. Es ist insbesondere gegenüber grampositiven Bakterien wirksam und verursacht eine rasche Resistenzentwicklung. Partielle Parallelresistenz besteht mit Erythromycin. Oleandomycin wirkt bakteriostatisch.

Nach oraler Gabe von Oleandomycin ist eine gute Resorption zu verzeichnen. Die Halbwertszeit liegt bei 2 bis 3 h. Die Ausscheidung erfolgt zu 30% über die Galle, mit dem Urin nach oraler Applikation zu etwa 10 bis 12% und nach i.v. Verabreichung zu etwa 20%. Nebenwirkungen sind kaum festgestellt worden. Es wurde früher als Staphylokokken-Antibiotikum eingesetzt und ist jetzt durch die penicillinasefesten Penicilline verdrängt worden. Oleandomycin wird dann eingesetzt, wenn eine Penicillin-Allergie vorliegt.

9.4. *Tylosin*

9.4.1. *Chemie*

Tylosin ist ein weiteres Makrolid-Antibiotikum, das durch Fermentation eines Produktionsstammes des Strahlenpilzes *Streptomyces fradiae* gewonnen und seit 1962 eingesetzt wird.

Seine komplizierte Struktur kann der Abb. 48 entnommen werden. Tylosin ist ein schwach basisches Antibiotikum.

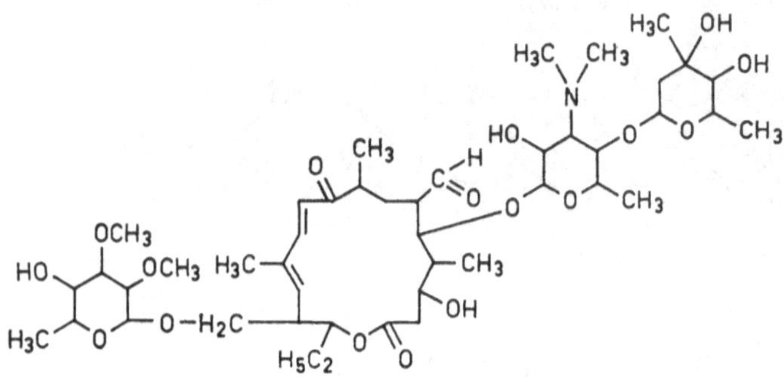

Abb. 48. Tylosin

9.4.2. *Wirkung und Indikation*

Tylosin wirkt durch Hemmung der Proteinsynthese bakteriostatisch, in höheren Konzentrationen bakterizid. Es besitzt eine hervorragende Wirkung gegenüber Mykoplasmen und speziellen Spirochätenarten. Sein Wirkungsspektrum umfaßt vorzugsweise grampositive Erreger. Gegenüber *E. coli* und Salmonellen ist

Tylosin nicht wirksam. Nebenwirkungen sind nicht beobachtet worden.

Tylosin wird ausschließlich in der Veterinärmedizin angewendet. Es ist nicht für die Humanmedizin vorgesehen.

Folgende Einsatzmöglichkeiten bestehen:

- Bei Geflügel (u. a. Prophylaxe und Therapie von Mykoplasmose und chronischen Erkrankungen der Atemwege),
- bei Schweinen (u. a. Schweinedysenterie, bakterielle Enteritis, Rotlauf),
- bei Wiederkäuern (u. a. respiratorische Infektionen wie primäre und sekundäre Pneumonie und Pasteurellose, Panaritium),
- bei Kleintieren (u. a. bakterielle Hautinfektionen, Tonsillitis, Bronchitis, bakterielle Pneumonie, Urogenitalinfektionen).

9.5. *Neue Makrolid-Antibiotika*

Für die therapeutische Praxis scheinen drei weitere Makrolid-Antibiotika interessant zu werden: Rosaramycin, Midekamycin (Abb. 49) und Kitasamycin.

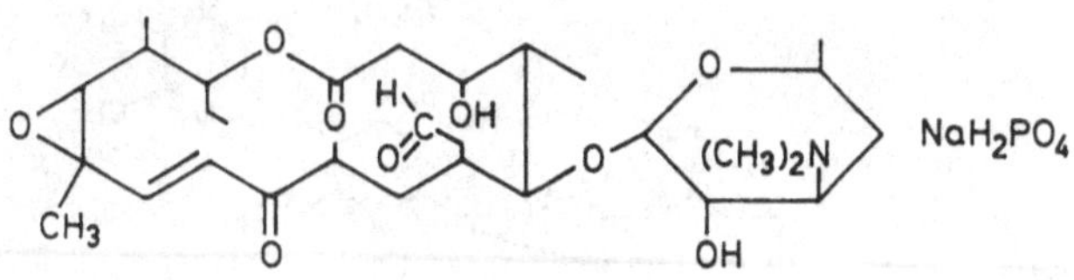

Rosaramycin

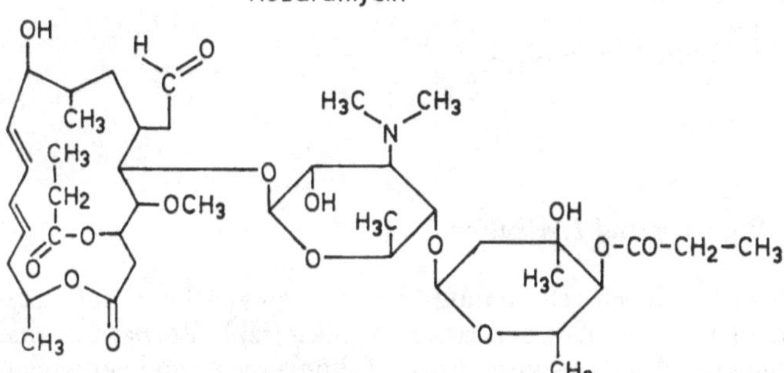

Midekamycin

Abb. 49. Neue Makrolid-Antibiotika

Rosaramycin gleicht in seiner antimikrobiellen Wirkung weitgehend dem Erythromycin mit einer gewissen Überlegenheit gegenüber *E. coli*, *Klebsiellen*, *Enterobacter* und *Mycoplasmen*. Es wird zur Prophylaxe bei Meningokokkenträgern empfohlen, ist jedoch noch nicht im Arzneimittelverkehr.

Kitasamycin (Leukomycin) wurde zuerst aus dem Kulturfiltrat von *Streptomyces kitasatoensis* Hata isoliert und 1953 von Toju Hata kristallin erhalten. Die Struktur des Kitasamycin besteht aus einem 16gliedrigen Lactonring, einem basischen Zucker „Mycaminose“ und einem natürlichen Zucker „Mycarose“. Es ist *in vivo* und *in vitro* wirksam gegen die meisten grampositiven und einige gramnegative Bakterien, wie *Neisseria* und *Haemophilus*, *Leptospira* und *Rickettsien*.

Midekamycin wird produziert von *Streptomyces myorafaciens* und wurde aus Bodenproben isoliert, die in Onomichi (Hiroshima-Präfektur, Japan) gesammelt wurden. Es besitzt eine hohe Aktivität gegenüber Staphylokokken, Streptokokken, Pneumokokken und Mycoplasmen. Im Gegensatz zu Erythromycin und Oleandomycin induziert es bei Stämmen von Staphylokokken keine Resistenz.

10. Lincomycin und Clindamycin

10.1. Chemie

Die Struktur von Lincomycin und Clindamycin weicht erheblich von den bisher beschriebenen Antibiotikagruppen ab (Abb. 50).

Lincomycin wurde 1962 erstmalig aus Kulturfiltraten von *Streptomyces lincolnensis* isoliert. Clindamycin ist ein halbsynthetisches Lincomycinderivat, das auf chemischem Wege aus Lincomycin hergestellt wird. Es ist 7-Chlor-7-desoxy-lincomycin, das durch Umsetzung von Lincomycin mit Thionylchlorid in Tetrachlorkohlenstoff entsteht. Vom Lincomycin unterscheidet es sich dadurch, daß eine Hydroxylgruppe durch ein Chloratom ersetzt und das entsprechende C-Atom invertiert ist.

10.2. Wirkung und Indikation

Lincomycin und Clindamycin zeichnen sich durch eine besonders gute Wirksamkeit gegen Staphylokokken, Streptokokken und Pneumokokken aus. Lincomycin besitzt ein bakteriostatisches

Wirkprinzip und hemmt die Proteinsynthese. Bei höheren Konzentrationen ist eine bakterizide Wirkung möglich.

Das Wirkungsspektrum des Lincomycin ist relativ schmal. Neben den oben genannten Erregern umfaßt es Clostridien, Milzbrandbazillen und bestimmte Mykoplasmen.

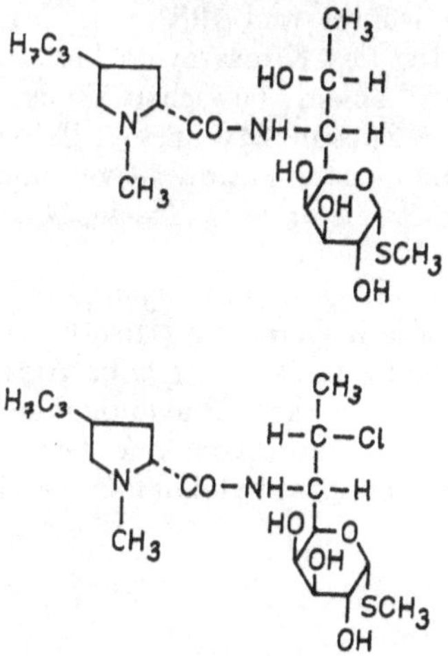

Abb. 50. Lincomycin (oben) und Clindamycin (unten)

Das Wirkungsspektrum des Clindamycins entspricht dem des Lincomycins. *In vitro* hat es eine 8- bis 10mal höhere antibakterielle Wirksamkeit. Je nach Sensibilität des Erregers hat Clindamycin eine bakterizide Wirkung. Lincomycin wird oral und parenteral angewandt. Es hat eine hohe Affinität zum Knochengewebe, eine Serumhalbwertszeit von 4 bis 6 h. Oral appliziertes Lincomycin wird primär über Galle und Stuhl ausgeschieden. Bei parenteraler Applikation erhöht sich die renal ausgeschiedene Menge.

Beim Clindamycin erfolgt die Resorption nach oraler Gabe wesentlich rascher als beim Lincomycin. Sie ist außerdem unabhängig vom Füllungszustand des Magens. Aus diesem Grund wird Clindamycin vorzugsweise oral verabfolgt und kann niedriger dosiert werden als Lincomycin.

Bei der Anwendung der Lincomycin-Antibiotika kann es zu gastrointestinalen Störungen kommen (Diarrhoe, auch Enterokolitiden sind bereits beschrieben worden). Allergien sind selten.

Beide Antibiotika werden bei Staphylokokken-Infektionen, anderen durch grampositive Bakterien verursachten Infektionen

(Osteomyelitis, Wund- und Atemwegsinfektionen), aber nicht bei Enterokokken-Infektionen eingesetzt. Sie werden insbesondere dann angewandt, wenn eine Penicillin-Allergie besteht.

11. Polymyxine

11.1. Chemie

Die Polymyxine gehören zu den Peptid-Antibiotika. Dazu zählt eine Reihe von Substanzen, die von verschiedenen Stämmen des *Bacillus polymyxea* (Polymyxine) oder *Bacillus licheniformis* (Bacitracin) erzeugt werden. Chemisch sind es basische Polypeptide, von denen sich das Polymyxin B und Polymyxin E (Kolistin) auf Grund ihrer relativ geringen Toxizität als Arzneimittel durchsetzen konnten. Auch Bacitracin, das 1945 als erstes Antibiotikum dieser Gruppe entdeckt wurde, wird häufig angewandt.

Die Basizität der Polypeptide ist Voraussetzung für ihre Isolierbarkeit aus der Kulturlösung, die mit der Adsorption an Kationenaustauschern oder Aktivkohle beginnt. Aus den wäßrig-alkoholischen Eluaten werden die Rohprodukte ausgefällt und mittels Chromatographie an Austauschersäulen oder durch Gegenstromverteilung getrennt und gereinigt.

Beim Bacitracin handelt es sich um einen aus mehreren Komponenten (A, B, C, D, E, F) bestehenden Polypeptidkomplex, in dem die Komponente A mit 70% als die wichtigste überwiegt. Die Struk-

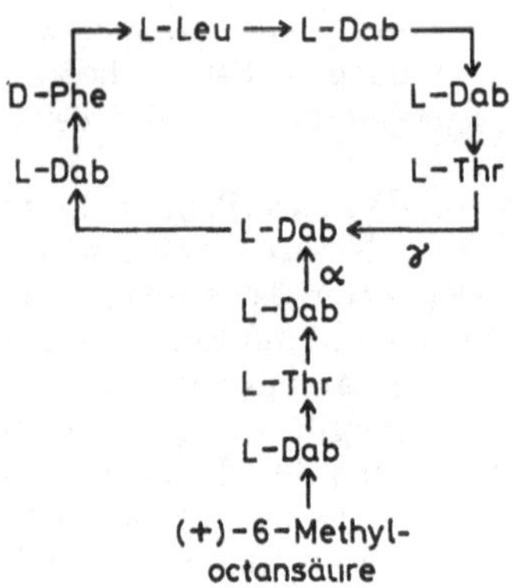

Abb. 51. Polymyxin B_1

tur des Polymyxin B_1 ist in Abb. 51 wiedergegeben. Sie unterscheidet sich vom Kolistin (Polymyxin E_1) durch einen D-Leu-Rest anstelle einer D-Phe-Gruppierung.

11.2. Wirkung und Indikation

Die Polymyxine wirken ausschließlich auf gramnegative Bakterien (*Pseudomonas aeruginosa*, *E. coli*, Enterobacter, Klebsiella, Brucellen). Proteus, Gonokokken, Meningokokken und grampositive Bakterien sind resistent. Bacitracin hat eine bakterizide Wirkung auf grampositive Bakterien; es wird ausschließlich lokal angewandt.

Die Polymyxine haben eine bakterizide Wirkung auf ruhende und sich vermehrende Keime. Sie greifen an der Zytoplasmamembran an.

Nach oraler Applikation ist ihre Resorption gering. Es sind daher im Darm hohe Konzentrationen nachweisbar. Die Halbwertszeit liegt bei 1 bis 2 h, die Ausscheidung erfolgt zu etwa 60% renal. An Nebenwirkungen werden Nephrotoxizität, Allergien und lokale Reizerscheinungen beobachtet. Hauptindikationen sind *Pseudomonas*-Infektionen (Sepsis, Endokarditis, Harnwegserkrankungen).

12. Chloramphenicol

12.1. Chemie

Das Antibiotikum Chloramphenicol, auch als Chloromycetin bezeichnet, wurde 1947 aus einer Kulturlösung von *Streptomyces venezuelae* isoliert. Die chemische Bezeichnung ist D-(—)-threo-2-Dichloracetamido-1-(4-nitrophenyl)-1,3-propandiol. Es wird heute vollsynthetisch hergestellt.

Ein interessantes Verfahren wurde von den Amerikanern Long und Troutman entwickelt. Sie gehen von p-Nitroacetophenon aus und bromieren zum p-Nitro-α-bromacetophenon, das anschließend mit Hexamethylentetramin umgesetzt und dann mit alkoholischer Salzsäure hydrolysiert wird. Der Schutz der Aminogruppe erfolgt durch Acetylierung. Die Acetylverbindung ergibt durch Kondensation mit Formaldehyd p-Nitro-α-acetamino-β-hydroxy-propiophenon als racemisches Gemisch. Die Ketogruppe wird nunmehr mit Hilfe von Aluminiumalkoholaten zur sekundären Alkoholgruppe reduziert. Dabei bildet sich zum überwiegenden Teil das D,L-threo-Racemat, das leicht von der diastereomeren erythro-Form abgetrennt werden kann. Es folgt Hydrolyse der Acetylgruppe, Umsetzung mit D-Camphersulfonsäure und Spaltung in die beiden optischen Antipoden. D(—)-threo-1-(4-Nitrophenyl(-2-amino-propandiol-(1,3) bildet mit D-Camphersulfonsäure das schwerer lösliche Salz. Es wird mit Dichloressigsäuremethylester zum Chloramphenicol acyliert (Abb. 52).

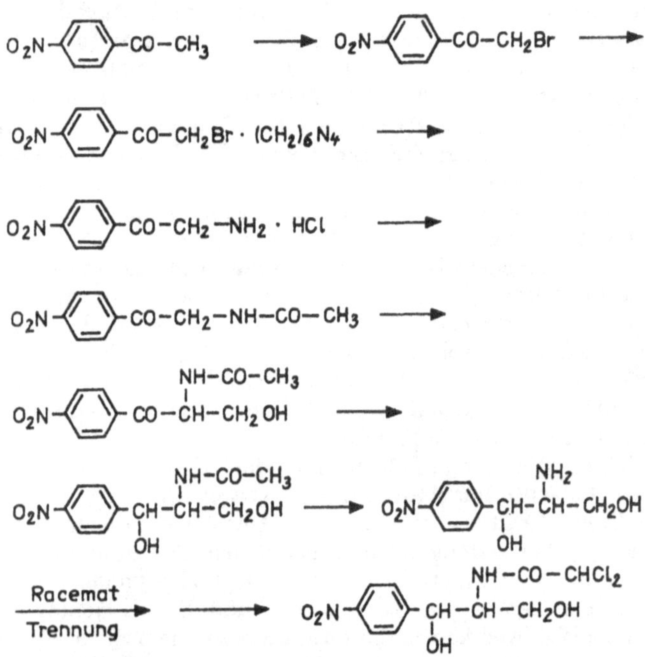

Abb. 52. Synthese von Chloramphenicol

Chloramphenicol wurde auf fermentativem Wege auch großtechnisch gewonnen. Als Produktionsstamm kam *Streptomyces venezuelae* zur Anwendung. Die Isolierung aus dem Kulturfiltrat erfolgte mit Hilfe von Amylacetat.

In den zurückliegenden Jahren wurden weitere originelle Chloramphenicolsynthesen entwickelt, deren Beschreibung den Rahmen dieses Taschenbuches überschreiten würde.

12.2. Wirkung und Indikation

Chloramphenicol ist gegen die meisten grampositiven und gramnegativen Bakterien, Rickettsien, Spirochäten und Mykoplasmen wirksam. Resistenz besteht bei Mykobakterien, Pilzen, Protozoen und Viren.

Es wirkt bakteriostatisch durch Hemmung der Proteinsynthese der Bakterien mittels Blockade der Übertragung von löslicher Ribonucleinsäure auf die Ribosomen.

Chloramphenicol wird nach oraler Applikation schnell und nahezu vollständig resorbiert. Die orale Zufuhr ist der parenteralen gleichwertig. Eine Bindung an Serumproteine erfolgt zu etwa 50%. Es findet eine gute Gewebediffusion in alle Organe statt. Besonders hervorzuheben ist die gute Passage der Blut-Liquor-Schwelle. Bei Meningitis können die Liquorspiegel bis auf die Höhe der Serumkonzentrationen ansteigen.

Die Ausscheidung erfolgt durch die Nieren vorzugsweise in glucuronidierter Form.

Nebenwirkungen sind wie bei allen Breitband-Antibiotika gastrointestinale Erscheinungen durch Störung der normalen Darmflora. Reversible Veränderungen am roten Blutbild sind ebenfalls möglich. Schwerwiegende Nebenwirkungen sind Panzytopenien und aplastische Anämien. Obwohl diese irreversiblen Schäden selten sind, verlaufen sie häufig tödlich. Die Angaben über die Häufigkeit schwanken von 1:10000 bis 1:40000.

Der Einsatz von Chloramphenicol in der Allgemeinpraxis ist umstritten. Es sollte nur dann angewendet werden, wenn infolge der jeweiligen Resistenz kein anderes Antibiotikum eingesetzt werden kann. Anwendungsgebiete, bei denen es durch andere Antibiotika bis jetzt kaum zu ersetzen ist, sind Typhus, Paratyphus, Salmonellen-Sepsis, Salmonellen- und E. coli-Meningitis sowie Peritonitis. Auf keinen Fall ist Chloramphenicol zu einer Langzeitbehandlung heranzuziehen. Ebenso sind abzulehnen sein Einsatz bei Bagatellinfektionen sowie die Anwendung in Applikationsformen mit unsicherer Resorption, z. B. rektale Anwendung.

In neuerer Zeit sind einige neue Chloramphenicolderivate synthetisiert und getestet worden, die an Stelle der Hydroxylgruppe ein Fluoratom aufweisen. Dadurch wird die Wirksamkeit gegenüber Bakterien, die Resistenz durch Acetyltransferaseaktivität zeigen, wiedergewonnen.

13. Rifamycine

13.1. Chemie

Sensi und Mitarbeiter isolierten 1959 aus Kulturen von *Streptomyces mediterranei* Stoffwechselprodukte, die zunächst Rifomycine und später Rifamycine (B, O, S, SV) genannt wurden. Es sind makrocyclische Antibiotika, die aus einem chromophoren Naphtho(hydro)chinonsystem, das von einer langen aliphatischen Brücke umspannt ist, bestehen und den Ansaverbindungen zugeordnet werden. Das wichtigste und antibiotisch wirksamste Rifamycinderivat ist Rifamycin SV (Abb. 53), das auch als Ausgangsprodukt für andere interessante Rifamycinderivate dient.

Die fermentative Bildung vorzugsweise von Rifamycin SV gelingt mit Hilfe geblockter Mutanten von *Streptomyces mediterranei*. Ohne genetische Manipulationen gelang später die Isolierung eines Rifamycin-SV-produzierenden Stammes von *Nocardia mediterranei*. Die Isolierung erfolgt aus der Kulturlösung mit Hilfe einer Extraktion und anschließender chromatographischer Reinigung.

Das klinisch wichtigste Rifamycinderivat ist das Rifampicin (Abb. 53), dessen Synthese vom Rifamycin S ausgeht und im Abschn. 5.3.3. beschrieben wurde.

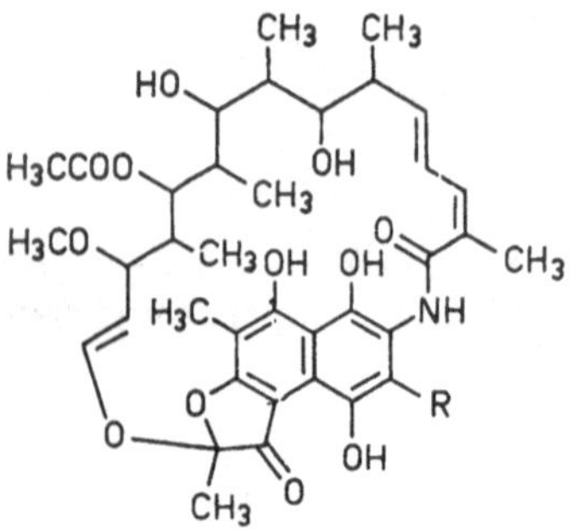

	R
Rifamycin SV	H
Rifampicin	$CH{=}N{-}N$ $N{-}CH_3$

Abb. 53. Rifamycin SV und Rifampicin

13.2. Wirkung und Indikation

Das Wirkungsspektrum des klinisch angewandten Rifampicins erfaßt im wesentlichen *Mycobacterium tuberculosis* und *Mycobacterium bovis*. Hochempfindlich sind grampositive Kokken (*Staph. aureus*, Pneumokokken). Rifampicin wirkt ferner gegen *Haemophilus influenzae* sowie gegen einige andere gramnegative Bakterien.

Mit anderen Antibiotika (außer Polymyxinen) besteht keine Parallelresistenz. Rifampicin wirkt auf proliferierende Keime bakterizid. Es wird vorwiegend oral verabreicht.

Die Halbwertszeit beträgt 4 h, die Serumeiweißbindung 75 bis 80%. Die Ausscheidung erfolgt hauptsächlich über die Galle, zu einem geringen Teil mit dem Urin.

Rifampicin ist im allgemeinen gut verträglich. Gastrointestinale Störungen werden selten beschrieben. Hauptindikation des Rifampicin ist die Tuberkulosebehandlung, gegebenenfalls in Kombination mit anderen Tuberkulostatika. Bei Erkrankung mit anderen, im Prinzip gegen Rifampicin sensiblen Erregern soll es nach Möglichkeit nicht eingesetzt werden, da die meisten von ihnen — im Gegensatz zu Mykobakterien — mit schneller Resistenzentwicklung reagieren.

Nach neueren Mitteilungen soll Rifampicin eine immunosuppressive Wirkung besitzen.

14. Sonstige Antibiotika

In diesem Abschnitt werden solche Antibiotika beschrieben, die sich auf Grund ihrer von anderen Antibiotikagruppen abweichenden Struktur nicht anderweitig zuordnen lassen.

14.1. Griseofulvin

14.1.1. Chemie

Griseofulvin wurde bereits 1939 aus einer Kultur von *Penicillium griseofulvum* isoliert. Identische Substanzen konnten auch aus Kulturlösungen von *P. patulum, P. nigricans* bzw. *P. janczewski* gewonnen werden.

Zunächst gelang der Nachweis einer Wirksamkeit dieses Stoffes gegenüber pflanzenpathogenen Pilzen. Auf Grund dieser Eigenschaft wurde Griseofulvin zur Bekämpfung der durch *Botrytis cinerea* hervorgerufenen Salatfäule eingesetzt. Seit 1958 fand es in der Humantherapie Anwendung als Antimykotikum und wird heute noch als solches verwendet.

Griseofulvin besitzt die in Abb. 54 wiedergegebene und 1951 aufgeklärte chemische Struktur. Es ist ein Spirobenzofuranderivat.

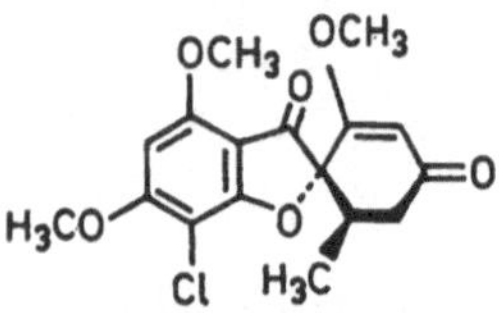

Abb. 54. Griseofulvin

Griseofulvin kann aus der Kulturlösung von *Penicillium griseofulvum* durch Extraktion mit organischen Lösungsmitteln oder durch Adsorption an Aktivkohle und anschließende Elution gewonnen werden. Es sind auch Verfahren beschrieben worden, nach denen die gesamte Kulturlösung zur Trockne gebracht und die erhaltene Trockensubstanz mit chlorierten Kohlenwasserstoffen extrahiert wird. Die Feinreinigung erfolgt entweder durch Umkristallisation oder auf chromatographischem Wege.

Auch die Totalsynthese von Griseofulvin ist möglich, aber gegenüber der fermentativen Gewinnung weitaus unrationeller.

14.1.2. Wirkung und Indikation

Das Wirkungsspektrum von Griseofulvin umfaßt alle *Trichophyten*-Arten, spezielle *Microsporum*-Arten sowie *Epidermophyton floccosum*. Es besitzt keine antibakterielle Aktivität und wirkt fungistatisch. Die charakteristischen, durch Griseofulvin verursachten Kräuselungen der Pilzfäden werden auf eine Störung des Aufbaus der Zellwand, vor allem der Biosynthese des Chitins zurückgeführt.

Mit Hilfe von Griseofulvin konnte die Behandlung von Dermatomykosen von der lokalen auf eine interne Form umgestellt werden. Die Resorption nach oraler Gabe ist abhängig von der Partikelgröße. Sie ist um so günstiger, je kleiner ihr Durchmesser ist. Maximale Blutspiegel werden nach 4 bis 5 h erreicht. Die Halbwertszeit liegt bei 20 h. Die Ausscheidung erfolgt vorwiegend mit den Faeces.

Nebenwirkungen sind auch bei langfristiger Anwendung selten. Kopfschmerzen, gastrointestinale Störungen sowie reversible Leukozytopenie werden zuweilen angegeben. Griseofulvin wird bei Infektionen, die durch Fadenpilze, *Trichophyton-*, *Microsporum-* und *Epidermophyton-*Arten verursacht werden, eingesetzt. Hauptindikation ist die Onychomykose der Fingernägel. Nicht geeignet ist Griseofulvin für die Behandlung bei *Candida*-Infektionen, wie z. B. Soor.

14.2. Amphotericin

14.2.1. Chemie

Amphotericin A und B wurden 1955 aus Kulturlösungen von *Streptomyces nodosus* isoliert. Sie gehören zu den Polyen-Antibiotika. Für die Therapie bedeutungsvoll ist das Amphotericin B.

Es ist ein nichtaromatisches Heptaen-Antibiotikum (Abb. 55), das direkt aus der Kulturlösung durch Extraktion gewonnen wird. Amphotericin besitzt amphoteren Charakter und hat im Molekül neben dem bereits erwähnten Polyen- einen Aminozuckeranteil.

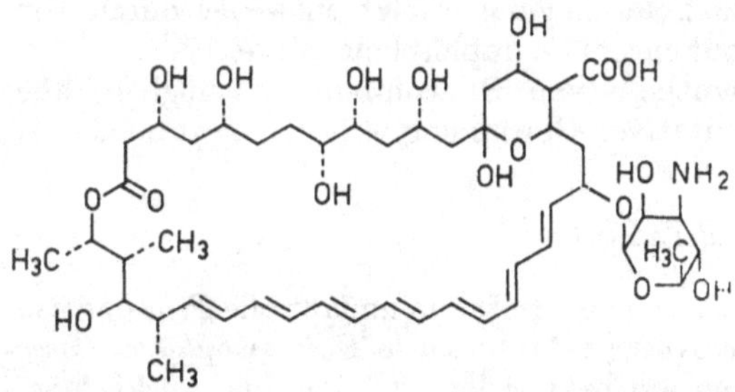

Abb. 55. Amphotericin B

14.2.2. Wirkung und Indikation

Amphotericin B ist wirksam gegenüber den wichtigsten Sproß- und Fadenpilzen wie *Candida, Aspergillus, Blastomyces, Mucor, Cryptococcus*. Es besitzt eine fungistatische, in höheren Konzentrationen eine fungizide Wirkung.

Als besonders vorteilhaft wird die parenterale Wirksamkeit des Amphotericin B eingeschätzt. Bei oraler Applikation findet keine Resorption statt. Die Halbwertszeit beträgt 20 h. Die Liquorgängigkeit ist gering.

Es werden zahlreiche Nebenwirkungen wie Nephrotoxizität, Fieber, Erbrechen und Kreislaufkollaps beschrieben. Aus diesem Grunde ist Amphotericin B nur bei generalisierten Pilzinfektionen und schweren Organmykosen indiziert.

14.3. *Nystatin*

14.3.1. *Chemie*

Nystatin steht in struktureller Hinsicht dem Amphotericin sehr nahe und wird ebenfalls zu den Polyenen gerechnet. Die Isolierung erfolgte 1950 aus Kulturfiltraten von *Streptomyces noursei*.

Nystatin ist ein amphoteres Tetraen, das mit einem Mykosamin verknüpft ist. Seine Struktur ist noch nicht völlig aufgeklärt.

14.3.2. *Wirkung und Indikation*

Das Wirkungsspektrum des Nystatin umfaßt *Candida albicans* und andere *Candida*-Arten sowie *Blastomyces, Cryptococcus, Coccidoides* und einige *Aspergillus*-Stämme. Es wirkt vorwiegend fungistatisch, in höheren Konzentrationen auch fungizid. Nach oraler Gabe tritt keine Resorption auf. Da eine parenterale Applikation wegen der toxischen Eigenschaften von Nystatin nicht möglich ist, kann es ausschließlich lokal angewandt werden. Zum Einsatz kommt es bei Hefepilzinfektionen (*Candidiasis*). Es ist das Mittel der Wahl bei Soor.

14.4. *Methylpartricin*

Methylpartricin gehört ebenfalls zu den antimykotisch lokal wirksamen Polyen-Antibiotika. Es übertrifft in seiner Wirkung Nystatin gegenüber *Candida*. Partricin, dessen Struktur nicht aufgeklärt ist, wird aus Kulturlösungen von *Streptomyces aureofaciens* isoliert und halbsynthetisch in den Methylester überführt.

14.5. *Fusidinsäure*

14.5.1. *Chemie*

Fusidinsäure wurde 1961 als neue antibiotisch wirksame Verbindung entdeckt. Sie ist mit keiner bis dato bekannten Antibiotikagruppe verwandt. Fusidinsäure gehört zu den Steroiden (Abb. 56).

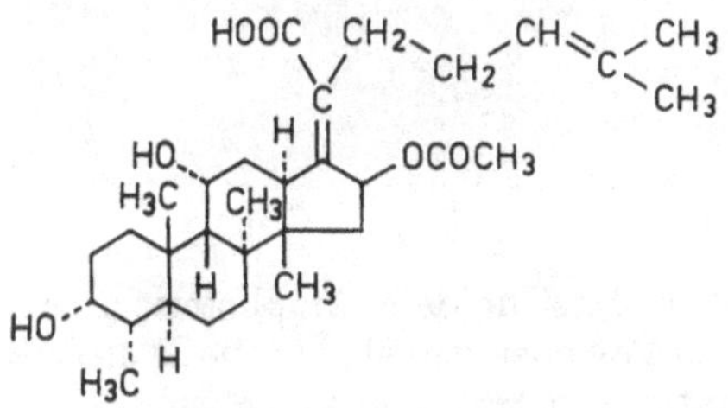

Abb. 56. Fusidinsäure

Sie ist bis zum gegenwärtigem Zeitpunkt das einzige Steroid-Antibiotikum, das klinische Bedeutung erlangt hat.

Fusidinsäure ist in Kulturen von ***Fusidium coccineum*** enthalten und wird durch Extraktion mit organischen Lösungsmitteln aus dem sauren Kulturfiltrat gewonnen.

14.5.2. *Wirkung und Indikation*

Fusidinsäure ist ein Antibiotikum mit begrenztem Wirkungsbereich. Sie besitzt eine antibakterielle Wirksamkeit insbesondere gegen Staphylokokken, wobei sämtliche penicillinasebildenden Stämme mit erfaßt werden. Resistent sind gramnegative Bakterien. Fusidinsäure hat in therapeutisch erreichbaren Konzentrationen eine vorwiegend bakteriostatische Wirkung.

Nach oraler Gabe von Fusidinsäure tritt eine verzögerte Resorption auf. Die Plasmaeiweißbindung liegt bei 90 bis 97%, die Halbwertszeit bei 4 bis 6 h. Die Ausscheidung erfolgt vorwiegend über die Galle.

Bei der Anwendung von Fusidinsäure tritt relativ häufig Magenunverträglichkeit und Brechreiz auf. Die Applikation erfolgt nur oral. Indikationen sind vorwiegend Staphylokokken-Infektionen wie Sepsis, Haut- und Wundinfektionen und Osteomyelitis.

14.6. Siccanin

Siccanin ist ein neues antifungal wirksames Antibiotikum, das aus dem Kulturmedium von *Helminthosporium siccans* (DRESCHLER) extrahiert wurde. Seine chemische Struktur ist der Abb. 57 zu entnehmen. Bei einer geringen Toxizität besitzt es eine hohe Aktivität gegen *Trichophyton, Epidermophyton* und *Microsporum,* die Erreger verschiedener Hautinfektionen.

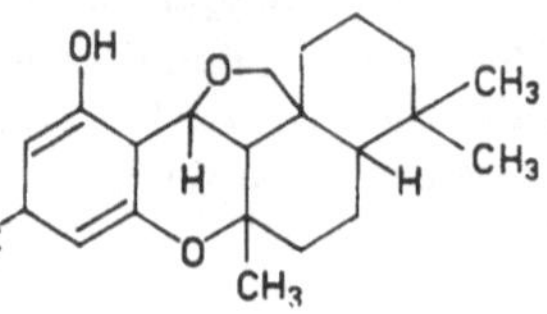

Abb. 57. Siccanin

14.7. Anthracyclin-Antibiotika

14.7.1. Allgemeines und Chemie

Zahlreiche Forschergruppen unterschiedlicher Institutionen begannen Mitte der fünfziger Jahre mit der Untersuchung roter Mikrobenfarbstoffe, die sich durch eine antimikrobielle Wirksamkeit auszeichneten. Die chemische Struktur dieser Pigmente wurde 1963 von BROCKMANN und Mitarbeitern aufgeklärt und den Anthracyclinen bzw. ihren Glykosiden — den Anthracyclin-Antibiotika — zugeordnet. Nur die Glykoside — nicht ihre Aglykone — sind biologisch wirksam. Alle Vertreter der Anthracyclin-Antibiotika bestehen aus einem chromophoren Teil des Moleküls, dem Aglykon (Derivat des Tetrahydrotetrazenchinons) und einem oder mehreren Zucker- bzw. Aminozuckerresten, mit denen sie glykosidisch verbunden sind.

1963 wurde auch die antileukämische Wirksamkeit des Anthracyclin-Antibiotikums Daunomycin (Abb. 58), das identisch mit Rubidomycin ist, entdeckt. Da die Anthracyclin-Antibiotika im Vergleich zu anderen Antibiotikagruppen für eine Anwendung in der antimikrobiellen Chemotherapie auf Grund ihrer vergleichbar hohen Toxizität nicht in Frage kamen, konnte für diese Stoffklasse somit ein neues Anwendungsgebiet erschlossen werden.

Die Kenntnis über die antileukämische Wirksamkeit der Anthracycline führte zu einer enormen Forschungstätigkeit auf diesem Gebiet.

Die Anthracyclin-Antibiotika werden vorzugsweise von speziellen Streptomyceten- und Aktinomadura-Arten gebildet, z. B. Daunomycin von *Streptomyces bifurcus*, *Streptomyces peucetius*, *Streptomyces coeruleorubidus* und *Streptomyces griseus*.

Klinisches Interesse haben bisher das schon erwähnte Daunomycin (= Rubidomycin = Daunorubicin) und Adriamycin (Abb. 59) erlangt. Adriamycin ist ein 14-Hydroxy-daunomycin. Trotz relativ geringfügiger struktureller Veränderungen im Aglykonteil des Moleküls im Vergleich zum Daunomycin sind drastische Veränderungen bezüglich der Toxizität, des therapeutischen Index, des Tumorwirkungsspektrums, der Akkumulation in der Zelle und anderer biologischer Parameter erzielt worden.

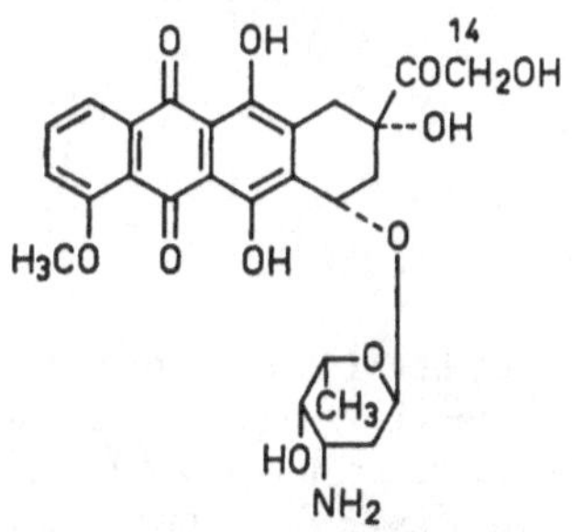

Abb. 58. Daunomycin

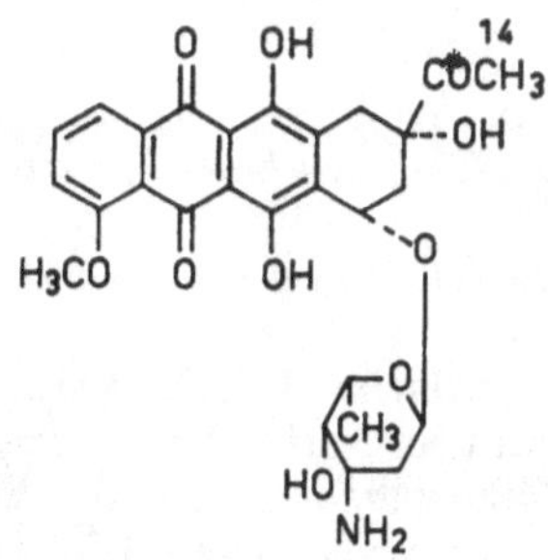

Abb. 59. Adriamycin

14.7.2. *Wirkung und Indikation*

Der Hauptwirkungsort der Anthracycline ist die DNA der Zelle; dort wird durch die Anthracyclin-Antibiotika der Nucleinsäure-Stoffwechsel gestört.

Daunomycin besitzt einen wachstumshemmenden Einfluß auf grampositive Bakterien und Pilze. Darüber hinaus sind antivirale Wirkungen durch Hemmung der Virus-DNA-Replikation in der Wirtszelle bekannt geworden.

Experimentelle Untersuchungen führten zum Nachweis einer Antitumorwirksamkeit von Daunomycin bei soliden Tumoren (Sarkome und Karzinome), Leukämie und Tumoren viraler Natur.

Bei der Anwendung am Menschen kann es zu einer Knochenmarks-Aplasie kommen. Ferner können bei langanhaltender Medikation Herzschäden auftreten. Nieren- und Leberschäden sind bisher nicht beobachtet worden.

Daunomycin ist das erste Arzneimittel, das zu einem vergleichsweise hohen Prozentsatz kompletter Remissionen bei der Behandlung akuter myeloblastischer Leukämien geführt hat.

Adriamycin ist ein interessantes und vielversprechendes Chemotherapeutikum gegen Tumoren des Menschen, insbesondere gegen Tumoren der Blase, Brust, Ovarien und Lunge. Die Wirksamkeit erstreckt sich auch auf Lymphome und akute Leukämien. Nicht empfindlich sind Tumoren der Niere und maligne Melanome. Gegenwärtig laufen Untersuchungen, um Adriamycin in Kombination mit anderen Cancerostatika klinisch einsetzen zu können, da im allgemeinen eine Kombinationstherapie gegenüber der Monotherapie vorzuziehen ist.

14.8. Sonstige Antibiotika mit cancerostatischer Wirkung

Neben den Anthracyclin-Antibiotika gibt es noch eine Anzahl weiterer Antibiotika, die eine cancerostatische Wirkung besitzen, aber keiner einheitlichen chemischen Stoffklasse zuzuordnen sind. Als Beispiele werden Rufocromomycin, Olivomycin, Bleomycin und Mitomycin C ausgewählt.

14.8.1. Rufocromomycin

Rufocromomycin (Abb. 60) wird durch *Actinomyces albus var. bruneomycini* gebildet. Als zytostatisch wirkendes Antibiotikum hemmt es die DNS-Synthese. Besonders hervorzuheben ist seine

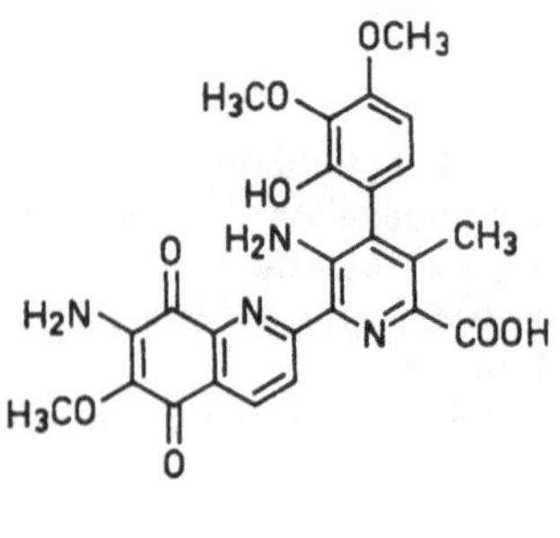

Abb. 60. Rufocromomycin

Wirksamkeit gegen Geschwülste lymphatischer Herkunft, wie Lymphosarkome und Lymphadenome. Hauptindikationen sind Lymphogranulomatose und Retikulosarkom.

Als Nebenwirkungen wurden eine Unterdrückung der Hämopoese mit Leuko- und Thrombozytopenie und gelegentlich hämorrhagische Diathese beobachtet. Ferner traten Übelkeit, Erbrechen, Diarrhoe und Stomatitis auf.

14.8.2. Olivomycin

Olivomycin (Abb. 61) entsteht auf fermentativem Wege aus *Actinomyces olivoreticuli var. olivomycin.* Sein zytostatischer Wirkungsmechanismus beruht auf einer Störung der Nucleinsäuresynthese. Im Gegensatz zu fast allen Zytostatika unterdrückt Olivomycin die Blutbildung nicht.

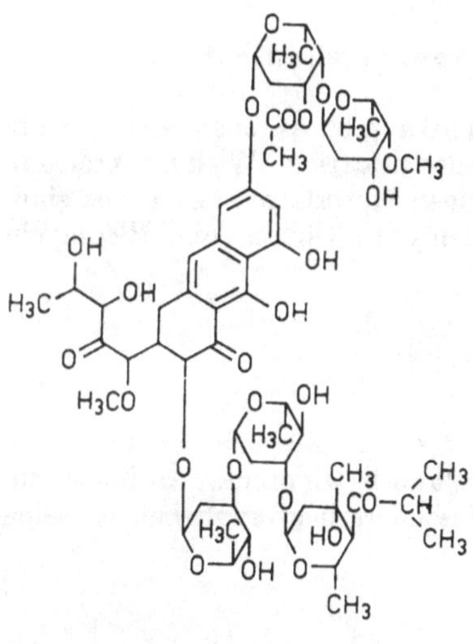

Abb. 61. Olivomycin

Als Indikationen werden Geschwulsterkrankungen des Eierstocks im Stadium der Generalisierung angegeben, ferner Tonsillargeschwülste sowohl im Frühstadium als auch bei Generalisierung und Retikulosarkom mit Befall der peripheren Lymphknoten und Melanome im Generalisierungsstadium.

An Nebenwirkungen sind Übelkeit, teilweise Erbrechen und Fieber zu nennen.

14.8.3. Bleomycin

Bleomycin wird durch *Streptomyces verticillus* gebildet. Seine Struktur ist noch nicht aufgeklärt. Es handelt sich um einen Komplex aus wasserlöslichen basischen Peptiden.

Die zytostatische Wirksamkeit beruht ebenfalls auf der Hemmung der DNS-Synthese durch Blockade des Thymidineinbaus.

Bei parenteraler Gabe wird Bleomycin gut resorbiert. Seine Halbwertszeit wird mit 14 min angegeben. Als gefährliche Nebenwirkung tritt Lungenfibrose auf, ferner Alopezie, Stomatitis, Appetitlosigkeit, Fieber, Exanthem, Schmerzen und Übelkeit.

Indikationen sind Kieferkarzinom, Karzinome der Zunge, des Pharynx, des Larynx, des Scrotum, Hautkrebs, Harnblasenkarzinom, Melanome und Gehirntumoren.

14.8.4. Mitomycin C

Mitomycin wurde von HATA und WAKAKI 1955 entdeckt. Es ist ein Antitumorantibiotikum, das von *Streptomyces caespitosus* produziert wird und auch einen starken Hemmeffekt auf das Wachstum von grampositiven und gramnegativen Bakterien *in vitro* besitzt.

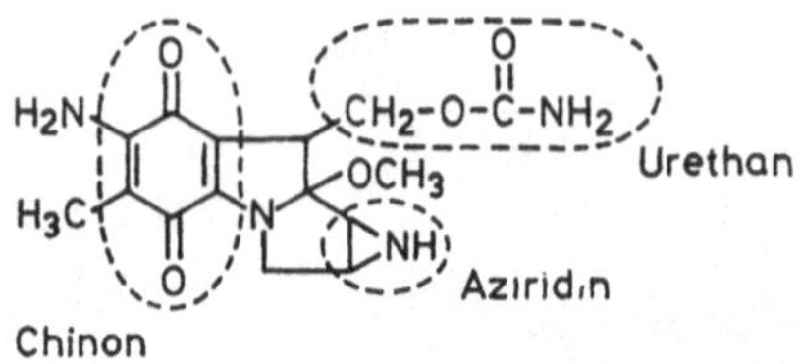

Abb. 62. Mitomycin C

Die chemische Struktur von Mitomycin wurde 1962 von WEBB und Mitarbeitern aufgeklärt (Abb. 62). Auf Grund des in der Verbindung vorhandenen Chinonringes, der Urethan- und Aciridin-Strukturmerkmale, besitzt es eine hohe Aktivität gegenüber verschiedenen Arten experimentell erzeugter Tumoren. SUGIURA wies eine Wirksamkeit bei 16 von 29 Tumorarten nach. Mitomycin wird bereits in der Krebstherapie angewandt.

14.8.5. Fosfomycin

Hinsichtlich Struktur und Wirkungsmechanismus ist Fosfomycin (Abb. 63) mit anderen Antibiotikagruppen nicht vergleichbar. Es ist ein Breitband-Antibiotikum von dem bisher weder Parallelresistenz noch Kreuzallergien nachgewiesen wurden. Es wirkt bakterizid auf gramnegative Bakterien wie *Pseudomonas aeruginosa, Haemophiles influenzae, Neisseria gonorrhoeae* und grampositive Erreger wie Enterokokken und Staphylokokken.

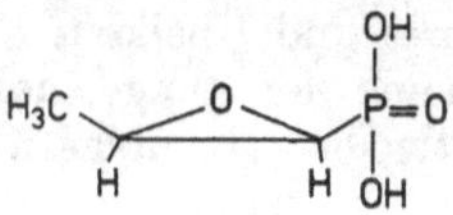

Abb. 63. Fosfomycin

15. Tabellarische Übersichten

15.1. Pharmakokinetische Daten ausgewählter Antibiotika (geordnet nach textl. Gliederung)

Antibiotikum	Resorption nach oraler Gabe (%)	Ausscheidung renal (%)	Eiweißbindung (%)	t_{max} (h)	$t_{1/2}$ (h)
Penicillin G	15 bis 30	40 bis 70 (aktiv) 30 bis 50 (als Metaboliten)	40 bis 50	0,25 bis 0,5	0,5 bis 1,0
Penicillin V	50 bis 60	30 bis 35	55 bis 60	1,0	0,3 bis 0,5
Oxacillin	30	25	90 bis 95	0,5 bis 1,0 (i.m.) 1,0 bis 2,0 (oral)	0,5
Cloxacillin	30 bis 50	40 bis 50	95	wie Oxacillin	0,75
Dicloxacillin	70	65	95	wie Oxacillin	0,75
Flucloxacillin	50	35	95	wie Oxacillin	0,75
Ampicillin	30 bis 60	20 bis 30 (oral) 60 (i.v.)	15 bis 20	1,5 bis 2,0	1,0 bis 2,0
Amoxycillin	65	60 bis 70	17	1,0 bis 2,0	1,0 bis 2,0
Pivampicillin	90	65 bis 75	15 bis 20	1,0 bis 1,5	1,0
Talampicillin	über 60	65	15 bis 20	1,0	1,0
Epicillin		70 (parenteral) 30 (oral)	10 bis 30	0,5 (i.m.) 2,0 (oral)	1,0 bis 2,0
Carbenicillin	—	70 bis 80	50	1,0	0,8 bis 2,0
Indanylcarbenicillin	30 bis 40	40	45 bis 50		0,8 bis 2,0

Antibiotikum	Resorption nach oraler Gabe (%)	Ausscheidung renal (%)	Eiweißbindung (%)	t_{max} (h)	$t_{1/2}$ (h)
Mezlocillin	–	40 bis 70	25 bis 35		1,0
Azlocillin	–	40 bis 60	30		1,0
Cephalotin	–	60 bis 90 (aktiv) 20 bis 30 (als Desacetylverbindung)	60 bis 80	1,0 bis 2,0 (i.m.) 0,25 bis 0,5 (i.v.)	0,5 bis 0,8
Cephaloridin	–	85 bis 90	20	1,0 bis 2,0 (i.m.) 0,25 bis 0,5 (i.v.)	1,5
Cephazolin	–	85 bis 90	85	wie Cephalotin	1,5 bis 2,0
Cephacetril	–	95	30	wie Cephalotin	1,0
Cephapirin	–	55 bis 75		wie Cephalotin	0,5
Cephalexin	100	80 bis 90	6 bis 10	1,5 bis 2,0 (oral)	1,0
Cephradin	100	80 bis 90	6 bis 10	1,0 (oral)	1,0
Cephoxitin	–	80	50 bis 60		0,8
Tetracyclin	80	60	55 bis 65	2,0 bis 3,0	8,0 bis 10,0
Chlortetracyclin	25 bis 30	20	55	3,0 bis 4,0	6,0 bis 7,0
Oxytetracyclin	60	70	30 bis 35	3,0 bis 4,0	9,0
Doxycyclin	90	35	80 bis 90	2,0	15,0 bis 18,0
Methacyclin	60	35	80	3,0 bis 5,0	14,0
Minocyclin	100	5 bis 10		2,0	12,0 bis 16,0
Streptomycin	–	50 bis 60	25 bis 35	1,0 bis 2,0	2,0 bis 3,0
Neomycin	–	30 bis 50	45 bis 55		1,8
Kanamycin	–	50 bis 80	0	1,2	1,0 bis 2,0
Gentamycin	–	85 bis 90	0 bis 30	1,0 bis 1,5	1,7
Tobramycin	–	85	25 bis 30	0,5 bis 1,0	2,2
Sisomycin	–	80 bis 85	0 bis 25	0,5	2,0

Amikacin	—	98		1,0	2,0 bis 2,5
Erythromycin	10 bis 15	10 bis 15	80 bis 85	2,0 bis 3,0	1,0 bis 1,5
Oleandomycin		20	50 bis 60	2,0 bis 3,0	2,0 bis 3,0
Lincomycin	75	1 bis 30 (oral)		2,0 bis 6,0	4,0 bis 6,0
		25 bis 35 (parenteral)			
Clindamycin	75	15 bis 35 (oral)		1,0	2,75
		20 bis 40 (parenteral)			
Rifampicin	80	30	75 bis 80	2,0 bis 4,0	2,0 bis 3,0
Chloramphenicol	über 90	90	60	2,0 bis 3,0	2,5

15.2. Wirkungsmechanismus und Wirkungsweise wichtiger Antibiotika (-gruppen)

Antibiotikagruppe	Wirkungsmechanismus			Wirkungsweise			
	Angriff an der Zellwand	Angriff an der Zytoplasmamembran	Hemmung der Proteinsynthese	Angriff im Vermehrungsstadium	Angriff im Ruhestadium	Bakteriostase	Bakterizidie
Penicilline	++			++			+
Cephalosporine	++			++			+
Chloramphenicol			++	++	+	++	+
Tetracycline			++	++	+	++	+
Aminoglykoside		+	++	++	++		+
Rifamycine/ Rifampicin		++	++	++			+
Polymyxine		+		++	++		+
Makrolide			+	++	+	++	+
Lincomycin/ Clindamycin			+	++		++	+

++ größer als +

15.3. *Diffusionsverhältnisse wichtiger Antibiotika (-gruppen)*

Antibiotikagruppe	Gewebe	Harn	Pleura-Flüssigkeit	Peritoneal-Flüssigkeit	Galle	Liquor cerebrospinalis
Penicilline	++	++	++	++	++	+
Cephalosporine	++	++	++	++	+	(+)
Chloramphenicol	++	++	++	++	(+)	++
Tetracycline	++	++	++	+++	+++	(+)
Streptomycin	++	++	++	++	++	(+)
Andere Aminoglykoside	(+)	++	(+)	(+)	(+)	(+)
Rifamycine/Rifampicin	++	+	++	++	++	(+)
Polymyxine	+	++	+	+	+	0
Makrolide	++	++	++	++	+++	(+)
Lincomycin/Clindamycin	++	+	+	++	+	(+)

+++ sehr gut
++ gut
+ mäßig
(+) kaum

15.4. *Mögliche Nebenwirkungen wichtiger Antibiotika (-gruppen)*

Antibiotikagruppe	Allergien	Gastrointestinale Störungen	Hämato-toxizität	Nephro-toxizität	Hepato-toxizität	Neuro-toxizität
Penicilline	+++	+	(+)			(+)
Cephalosporine	++	+		(+)		
Chloramphenicol	+	++	++			+
Tetracycline	+	+++			(+)	
Streptomycin	++	+	+	+		+++
Andere Aminoglykoside	+	(+)		++		++
Rifamycine/Rifampicin	(+)	(+)	(+)			
Polymyxine	+	(+)	++			++
Makrolide	+	++			++	
Lincomycin/Clindamycin	+	++			++	

+++ über 5%
++ unter 1–5%
+ unter 1%
(+) möglich

15.5. *Zusammenstellung wichtiger Erregerarten, der von ihnen verursachten Krankheiten und der für ihre Bekämpfung einsetzbaren Antibiotika*

Erreger	Infektionskrankheiten	Antibiotika
Actinomyceten	Aktinomykosen	Penicillin
Brucellae	Brucellosen	Tetracycline Chloramphenicol
Clostridium tetani	Tetanus	Penicillin Tetracycline
Corynebacterium diphtheriae	Diphtherie	Penicillin Erythromycin
Diplococcus pneumoniae	Bronchitis, Bronchopneumonie, Konjunktivitis, Meningitis, Peritonitis, Mastoiditis	Penicillin Tetracycline Erythromycin Cephalosporine
Escherichia coli	Zystitis, Pyelonephritis, Cholezystis, Peritonitis, Septikämie, Wundinfektionen	Chloramphenicol Kanamycin Tetracycline
Haemophilus influenza	Atemwegserkrankungen, Konjunktivitis, Meningitis	Ampicillin Chloramphenicol Tetracycline Streptomycin
Haemophilus pertussis	Keuchhusten	Tetracycline Chloramphenicol
Klebsiella pneumoniae	Zystitis, Pyelonephritis, Cholezystitis, Mastoiditis, Osteolyelitis, Meningitis	Tetracycline Chloramphenicol Kanamycin Gentamycin Kolistin Polymyxin B Cephalosporine
Mycobacterium tuberculosis	Tuberkulose	Streptomycin Kanamycin Rifamycine
Mycoplasmen	Infektionen der oberen Luftwege, Urethritis	Tetracycline
Neisseria meningitidis	Meningitis cerebrospinalis epidemica, Sepsis	Penicillin

Erreger	Infektionskrankheiten	Antibiotika
Neisseria gonorrhoeae	Gonorrhoe	Penicillin Tetracycline Erythromycin Spectinomycin
Proteus	Harnwegsinfektionen, Abszesse, eitrige Wunden, Meningitis, Sepsis	Ampicillin Chloramphenicol Kanamycin Neomycin
Pseudomonas aeruginosa	Wundinfektionen, Otitis, Harnwegsinfektionen, Meningitis	Polymyxin B Gentamycin
Rickettsien	Fieber verursacht durch Rickettsiosen	Tetracycline Chloramphenicol
Salmonellae	Nahrungsmittelvergiftungen, Typhus, Paratyphus	Chloramphenicol
Shigellae	Dysenterie	Ampicillin Tetracycline Chloramphenicol Neomycin Paromomycin Gentamycin
Staphylococcus aureus	Entzündungen und Eiterungen	Penicillin Cephalosporine penicillinasefeste Penicilline
Streptococcus jaecalis	Peritonitis, Appendizitis, Pyelitis, Sepsis, Endokarditis, Pneumonie, Meningitis	Penicillin Tetracycline Rifamycine
Streptococcus pyogenes	Panaritium, Angina, Scharlach, Pneumonie, Sepsis, Otitis	Penicillin Erythromycin
Treponema pallidum	Syphilis	Penicillin Erythromycin Tetracycline

15.6. Ausgewählte Antibiotika-Produzenten (Bildner)

Antibiotikum	Produzent (Bildner)
Amphotericin	*Streptomyces nodosus*
Bacitracin	*Bacillus subtilis*
Chloramphenicol	*Streptomyces venezuelae*
Chlortetracyclin	*Streptomyces aureofaciens*
Erythromycin	*Streptomyces erythraeus*
Fusidinsäure	*Fusidium coccineum*
Gentamycin	*Micromonospora purpurea*
	M. echinospora
Griseofulvin	*Penicillium griseofulvum*
Kanamycin A	*Streptomyces kanamyceticus*
Kolistin	*Bacillus colistinus*
Lincomycin	*Streptomyces lincolnensis*
Neomycine	*Streptomyces fradiae*
Nystatin	*Streptomyces noursei*
Oleandomycin	*Streptomyces antibioticus*
Oxytetracyclin	*Streptomyces rimosus*
Paromomycin	*Streptomyces rimosus*
Penicillin G	*Penicillium-* und *Aspergillus-Arten*
Penicillin V	*Penicillium chrysogenum*
Polymyxin B	*Bacillus polymyxa*
Rifamycine	*Streptomyces mediterranei*
Streptomycin	*Streptomyces griseus*
Cephalosporn C	*Cephalosporium-Arten*

15.7. Zusammenstellung der wichtigsten Antibiotika nach WHO-Bezeichnungen und Synonyma

Vorgeschlagene bzw. festgelegte WHO-Bezeichnung (Freiname)	Wichtige Synonyma	Beschreibung Seite	Formel Abb. Seite
Amikacin	AMIKIN	80	81
	BIKLIN		
Amoxycillin	AMOXIL	44	29, 45
	AMOXYPEN		
	CLAMOXYL		
Ampicillin	AMBLOSIN	44	29, 45
	BINOTAL		
	DERIPEN		
	PENBRISTOL		
	PENBRITIN		
	PENTARCIN		
	PENTREXYL		
	PENSTABIL		
	SEMICILLIN		
	ULTRABION		
Amphotericin B	AMFOSTAT	98	98
	FUNGILIN		
	FUNGZONA		
Azidocillin	ALTISPECTRAL	40	41
	GLOBACILLIN		
	NALPEN		
	SYNCILLIN		
Azlocillin	SECUROPEN	48	49
Bacitracin	BACITRIN	91	
	GINEBATIN		
	PARENTRACIN		
	TOPITRACIN		
Bacampicillin	PENGLOBAL	44	45
	PENGLOBE		
Carbenicillin	ANABACTYL	44	29, 46
	FUGACILLIN		
	GEOPEN		
	MICROCILLIN		
	PYOPEN		

Vorgeschlagene bzw. festgelegte WHO-Bezeichnung (Freiname)	Wichtige Synonyma	Beschreibung Seite	Formel Abb. Seite
Cefacetril	CELOSPOR	55	59
Cefalexin	CEPOREX	55	34, 55
	KEFEXIN		
	KEFLEX		
	KEFORAL		
	ORACEF		
	PALITREX		
Cefaloglycin	KAFOCIN	56	55
	KEFGLYCIN		
Cefaloridin	CEFLORIN	55	54
	CEPALORIN		
	CEPORAN		
	CEPORIN		
	GLAXORIDIN		
	KEFSPOR		
Cefalotin	KEFLIN	55	54
	CEPOVENIN		
Cefamandol	MANDOKEF	56	57
Cefapirin	BRISTOCEF	55	54
	CEFADEXYL		
Cefazolin	ELZOGRAM	55	33, 54
	GRAMAXIN		
	KEFZOL		
Cefoxitin	MEFOXIN	64	64
Cefradin	ESCACEF	55	55
	SEFRIL		
	VELOSEF		
Chloramphenicol	BERLICETIN	92	93
	CHLORNITROMYCIN		
	CHLOROMYCETIN		
Chlortetracyclin	AUREOMYCIN	65	66
	BIOMYCIN		
	CHLOROCYCLINE		
	CHRYSOMYCIN		
	DUOMYCIN		
	LYCOMYCIN		
	RECTOBION		

Vorgeschlagene bzw. festgelegte WHO-Bezeichnung (Freiname)	Wichtige Synonyma	Beschreibung Seite	Formel Abb. Seite
Clindamycin	CLEOMYCIN	89	90
	CLINIMYCIN		
	DULACIN C		
	SOBELIN		
Cloxacillin	BACTOPEN	42	29, 43
	CLOXAPEN		
	ORBENIN		
	STAPHOBRISTOL		
	SYNTARPEN		
Daunorubicin	DAUNOMYCIN	101	102
	ONDENA		
	RUBIDOMYCIN		
Dicloxacillin	CONSTAPHYL	42	29, 43
	DICHLOR-STAPENOR		
	DICLOXIL		
Diphenicillin	ANCILLIN	43	43
Doxorubicin	ADRIAMYCIN	101	102
	ADRIBLASTIN		
Doxycyclin	VIBRAMYCIN	65	66
Epicillin	SPECTACILLIN	44	45
Erythromycin	ABLOTICINE	85	85
	ERYCEN		
	ERYTHRAN		
	LAURYLIN		
	LUBOMYCIN		
Flucloxacillin	CULPEN	42	29, 43
	FLOXAPEN		
	STAPHYLEX		
Fosfomycin	FOSFOCIN	106	106
Fusidinsäure	FUCIDINE	100	100
	RAMYCIN		
Gentamycin	GARAMYCIN	76	77
	GENTOCIN		
	GEOMYCINE		
	REFOBACIN		
	SULMYCIN		
Griseofulvin	FULCIN	96	97
	FUNGIVIN		

Vorgeschlagene bzw. festgelegte WHO-Bezeichnung (Freiname)	Wichtige Synonyma	Beschreibung Seite	Formel Abb. Seite
	GRIFULVIN		
	GRICIN		
	SPIROFULVIN		
Indanylcarbenicillin	CARINDAPEN	44	46
Kanamycin	KAMAXIN	75	75
	KAMYCIN		
	RESISTOMYCIN		
Lincomycin	LINCOLNENSIN	89	90
Methacyclin	ADRAMYCIN	65	66
	METACIL		
	OPTIMYCIN		
	RONDOMYCIN		
Methicillin	BELFACILLIN	42	43
	CELBENIN		
	CINOPENIL		
	LUCOPENIN		
	SINTESPEN		
	STAPHCILLIN		
Mezillinam	SELEXID	48	49
Mezlocillin	BAYPEN	48	49
Minocyclin	KLINOMYCIN	65	66
	MINOCIN		
Nafcillin	UNIPEN	42	43
Neomycin B	FRAMYCETIN	72	72
	SOFRAMYCIN		
Oleandomycin	LANDOMYCIN	86	86
	MATROMYCIN		
	OLEANDOCYN		
	ROMYCIL		
Oxacillin	BRISTOPEN	42	29, 43
	CRYPTOCILLIN		
	MICROPENIN		
	STAPENOR		
Oxytetracyclin	ADAMYCIN	65	66
	BIOSTAT		
	GEOMYCIN		
	TERRAMYCIN		
	TERRAVENÖS		

Vorgeschlagene bzw. festgelegte WHO-Bezeichnung (Freiname)	Wichtige Synonyma	Beschreibung Seite	Formel Abb. Seite
	VENDARCIN		
	TARCHOCIN		
Paromomycin	AMINOSIDIN	74	74
	AMOXORAL		
	ESTOMYCIN		
	HUMATIN		
	PANGONYL		
Penicillin G	BENZACILLIN	39	39
	BICILLIN		
	ETITARD		
	JENACILLIN		
	MOLDAMIN		
Penicillin V	BEROMYCIN	40	41
	ISOCILLIN		
	ORATREN		
	PHENOCILLIN		
	V-TABLOPEN		
Phenethicillin	ALFACILLIN	40	41
	ALFAPEN		
	FENIPEN		
	PEN-200		
	SYNAPEN		
	VITALPEN		
Pivampicillin	BEROCILLIN	44	45
	MAFIXEN		
	PIVATIL		
	PONDEX		
	PONDOCILLIN		
Pivmezillinam	SELEXID	51	49
Polymyxin B	AEROSPORIN	91	91
	BACILLOSPORIN		
	POLMIX		
Propicillin	BAYCILLIN	40	29, 41
	CETACILLIN		
	ORICILLIN		
	ULTRAPEN		
Rifampicin	BENEMICIN	95	36, 95
	RIFADIN		
	RIFAMPIN		

Vorgeschlagene bzw. festgelegte WHO-Bezeichnung (Freiname)	Wichtige Synonyma	Beschreibung Seite	Formel Abb. Seite
	RIFORAL		
	RIMACTAN		
	TUBOCIN		
Rifamycin SV	RIMACTAN	95	35, 94
	RIFOCIN		
Rufocromomycin	BRUNEOMYCIN	103	103
	NIGRIN		
	STREPTONIGRIN		
Sisomycin	BAYMICIN	79	79
	EXTRAMYCIN		
	PATHOMYCIN		
	SISOMIN		
Spectinomycin	ACTINOSPECTOCIN	82	82
	SPECTAM		
	SPECTOMYCIN		
	STANILO		
	TROBICIN		
Streptomycin	STREPTANCIL	70	70
Talampicillin	TALPEN	44	45
Temocillin	TEMOPEN	47	
Tetracyclin	ACHROMYCIN	65	13, 66
	HEXACYCLIN		
	HOSTACYCLIN		
	POLFAMYCINE		
	SYNYCIN		
Ticarcillin	AERUGIPEN	44	46
Tobramycin	GERNEBCIN	78	78
	NEBCIN		
	OBRACIN		
Tylosin	TYLAN	87	87
	TYLON		

16. Literatur

Monographien

BOCKER, H. u. H. THRUM: „*Antibiotika – woher, wofür?*", Urania-Verlag, Leipzig, Jena, Berlin 1987

BRUNNER, R.: „*Die Antibiotika*", 2 Bde., Verlag Hans Carl, Nürnberg 1965

EHRHART, G. und H. RUSCHIG: „*Arzneimittel*", Bd. 4, Teil 1, Verlag Chemie, Weinheim/Bergstr. 1972

FLYNN, E. N.: "*Cephalosporins and Penicillins*", Academic Press, New York, London 1972

FREY, R.: „*Antibiotika – ein Leitfaden für die Therapie in Klinik und Praxis*", Aesopus Verlag GmbH, Milano, München, Lugano 1974

HENNIG, A.: „*Mineralstoffe, Vitamine, Ergotropika*", VEB Deutscher Landwirtschaftsverlag, Berlin 1972

HEROLD, M.: „*Antibiotika*", VEB Deutscher Verlag der Wissenschaften, Berlin 1956

MUTSCHLER, E.: „*Arzneimittelwirkungen*", Wissenschaftl. Verlagsgesellschaft m.b.H., Stuttgart 1981

NEUMANN, M.: „*Antibiotika-Kompendium*", Verlag Hans Huber, Bern 1981

PATSCH, R.: „*Antibiotika-Ratgeber*", VEB Gustav Fischer Verlag, Jena 1975

PRECOTT, S. C. und C. G. DUNN: „*Industrielle Mikrobiologie*", VEB Deutscher Verlag der Wissenschaften, Berlin 1959

RUGE, W. und H. NOLTE: „*Antiinfektiöse Chemotherapie*", Klinik der Gegenwart Band XII. 705, Urban & Schwarzenberg, München, Wien, Baltimore 1986

SIMON, C. und W. STILLE: „*Antibiotika-Therapie in Klinik und Praxis*", F. K. Schattauer Verlag, Stuttgart, New York 1973

TAUCHNITZ, Chr. und W. HANDRICK: „*Rationelle antimikrobielle Therapie*", Johann Ambrosius Barth, Leipzig 1986

WALTER, A. M. und L. HEILMEYER: „*Antibiotika-Fibel*", Georg Thieme, Stuttgart 1975

Übersichtsarbeiten

ACRED, P.: The Antibacterial Characteristics of Ceftazidine. Excerpta Medica 1985 (Proceedings of a Satellite Symposium of the 4th Mediterranean Congress of Chemotherapy, Oct. 1984, Rhodes)

ANGER, G.: Zur Weiterentwicklung der antibakteriellen Chemotherapie. Dt. Gesundh.-Wesen **34**, 1566 (1979)

BONNER, D. P. und R. B. SYKES: Aztreonam: Development and Antibacterial Properties. Chemiotherapia, Suppl. to no. 1/Vol. IV (1985)

DUERCKHEIMER, W., J. BLUMBACH, R. LATTRELL und K. H. SCHEUNEMANN: Neuere Entwicklungen auf dem Gebiet der β-Lactam-Antibiotica. Angew. Chem. **97**, 183 (1985)

Henkler, G., M. Klotzbach, H. Koch, W. Müller und J. Richter: Fortschritte auf dem Gebiet der Arzneimittelentwicklung. Die Pharmazie, Heft 9 (1980)

Hillebrand, I.: Grundlagen moderner antibakterieller Therapie. Therapiewoche **23**, 2193 (1973)

Höffler, D. und W. R. Palmer: Neuere Antibiotika – eine Übersicht. Akt. Urologie **7**, 89 (1976)

Höffler, D.: Antibiotikatherapie bei Niereninsuffienz. Dtsch. med. Wschr. **101**, 829 (1976)

Hoigne, R.: Antibiotikanebenwirkungen. Schweiz. med. Wschr. **105**, 281 (1975)

Kayser, F. H.: Bakteriostatische und bakterizide Chemotherapeutika und ihr Wirkungsmechanismus. Therapiewoche **24**, 892 (1974)

Keller, H.: Probleme der Wahl des Chemotherapeutikums. Umschau (1970), 772

Kuehn, K. und R. Zimmermann: β-Lactamantibiotika: Struktur, Nomenklatur, Wirksamkeit. Deutsche Apothekerzeitung **126**, 2 (1986)

Lang, E.: Aktuelle Probleme der Antibiotikatherapie. Öst. Mh. ärztl. Fortbild. **11**, H. 11/12 (1970)

Lorrain, J. M.: Panorama actuel de l'antibiotherapie. Nouv. Presse Med. **18**, 1162 (1974)

Lund, F. und L. Tybring: 6β-Amidinopenicillinc Acids – A New Group of Antibiotics. Nature New Biol. **232**, 135 (1972)

Lüthy, R.: Aminoglykosid-Antibiotika aus klinischer Sicht. Schweiz. med. Wschr. **106**, 450 (1976)

Lüthy, R., G. Siegenthaler und W. Siegenthaler: Antibiotika und ihre Indikationen. Therapiewoche **24**, 898 (1974)

Mielke, U.: Aspekte des Pseudomonas-aeruginosa-Hospitalismus. Dt. Gesundh.-Wesen **30**, 1992 (1975)

Modr, Zd. und K. Dvoracek: Pharmakokinetik der Antibiotika. Dt. Gesundh.-Wesen **31**, 145 (1976)

Naumann, P.: Antibiotika-Dosierung und Resistenzprobleme. Therapiewoche **24**, 5741 (1974)

Neu, H. C. und B. E. Scully: Activity of Cefsulodin and Other Agents Against Pseudomanas aeruginosa. Reviews of Infectous Diseases **6**, Suppl. 3 (1984)

Ortel, S.: Zum gegenwärtigen Stand der Standarddosierung von Resistenzbestimmungen von Krankheitserregern gegenüber Antibiotika und Sulfonamiden. Dt. Gesundh.-Wesen **27**, 1530 (1972)

Pulverer, G.: Zur derzeitigen medizinischen Bedeutung und Antibiotika-Resistenz von Staphylokokken. Dtsch. med. Wschr. **97**, 252 (1972)

Raab, W.: Spectinomycin. Indikationen und unerwünschte Nebenwirkungen. Schweiz. med. Wschr. **105**, 1116 (1975)

Richmond, M. H.: Folgeerscheinungen der Antibiotika-Anwendung. Dtsch. med. Wschr. **99**, 470 (1974)

Rolinson, G. N.: β-Lactam antibiotics. J. of Antimicrobial Chemotherapy **17**, 5 (1986)

Roth, H. J.: Neue Chemotherapeutika/Antibiotika. Deutsche Apothekerzeitung **126**, 1725 (1986)

Spath, P.: Zur Frage der immunologischen Kreuzreaktion zwischen Penizillin und Cephalosporin-Derivaten. Dtsch. med. Wschr. **100**, 903 (1975)

Spring, W. G.: Das Wesen der extrachromosomalen Resistenz und deren Bekämpfung durch Flavomyzin. Tierärztl. Umschau **30**, 591 (1975)

Stamm, J. M.: Cefmenoxime: In Vitro Acitivity. The American J. of Med. **77** (Suppl. 6A), 1 (1984)

Strauss, D. G.: Strukturen der Anthracylin-Tumoristatica. Pharmazie **42**, 289 (1987)

Trolldenier, H.: Zu Grundlagen der Antibiotika-Resistenz. Mh. Vet.-Med. **30**, 234 (1975)

Wysolki, S.: Richtlinien für die Antibiotikabehandlung in der Klinik. Therapiewoche **24**, 3070 (1974)

17. Namenregister

18. Stichwortverzeichnis

Die im Abschnitt 15. „Tabellarische Übersichten“ angeführten Sachbegriffe finden hier keine Berücksichtigung.

HORST HENNIG, DETLEF REHOREK

Photochemische und photokatalytische Reaktionen von Koordinationsverbindungen

1987. 164 Seiten — 56 Abbildungen — 2 Schemata —
5 Tabellen — 12,5 cm × 20 cm
DDR 12,50 M; Ausland 16,— DM
ISBN 3-05-500299-7
Bestell-Nr. 7636882
Bestellwort: Hennig/Rehorek 7300

Die Verfasser dieses Taschenbuches behandeln die Grundlagen der Photochemie von Koordinationsverbindungen, erläutern das Prinzip der Photokatalyse auf der Basis lichtempfindlicher Koordinationsverbindungen, diskutieren Probleme der langwelligen spektralen Sensibilisierung von Photoreaktionen und zeigen Möglichkeiten der Anwendung sowie die Grenzen photokatalytischer Reaktionen in Verfahren der silberfreien Bildaufzeichnung, der organischen Synthese und der Sonnenenergiewandlung.

Interessenten wenden sich bitte an eine Buchhandlung.

AKADEMIE-VERLAG BERLIN
Deutsche Demokratische Republik
Leipziger Straße 3-4, Postfach 1233 · DDR-Berlin, 1086

Der Verfasser

- **definiert und charakterisiert die Stoffklasse der Antibiotika**

- **gibt einen Überblick über wichtige Herstellungsverfahren**

- **bringt Hinweise zur Anwendung in der Therapie, vermittelt Kenntnisse über Wirkungsweise und Wirkungsspektrum**

- **erfaßt tabellarisch die wesentlichen Gebrauchseigenschaften der Antibiotika und ihre wichtigsten Handelsnamen**

FSC
www.fsc.org
MIX
Papier | Fördert gute Waldnutzung
FSC® C083411

Zeitfracht Medien GmbH
Ferdinand-Jühlke-Straße 7
99095 Erfurt, Deutschland
produktsicherheit@kolibri360.de